Dr. Dennis Thompson

Das
Ayurveda-Ernährungsprogramm
für mehr Lebensenergie

Mit einer auf den Typ abgestimmten Ernährung
optimal verdauen, Fett abbauen
und Energie gewinnen

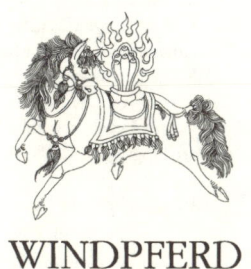

WINDPFERD

WICHTIGER HINWEIS
Dieses Buch ist nicht dazu bestimmt, Krankheiten zu diagnostizieren oder zu behandeln.
Bitte konsultieren Sie einen Arzt, wenn Sie gesundheitliche Probleme haben.

Titel der Originalausgabe: *Ayurvedic Zone Diet*
Erschienen bei: Lotus Press, Twin Lakes
Copyright © 1999 by Dr. Dennis Thompson

1. Auflage 2001
© 2001 by Windpferd Verlagsgesellschaft mbH, Aitrang
Aus dem Amerikanischen übersetzt von Martin Rometsch
Alle Rechte vorbehalten
Lektorat: Sylvia Luetjohann
Umschlaggestaltung: Kuhn Grafik, Digitales Design, Zürich
Gesamtherstellung: Schneelöwe, Aitrang

ISBN 3-89385-364-2

Printed in Germany

Ich widme dieses Buch meinem Vater,
den wir sehr vermissen,
meiner Mutter, die mich durch ihre Hingabe an ihren
Beruf als Krankenschwester inspirierte,
meinen Kindern Cade, Shamanie, Fatima und
Shiloah und meiner Freundin Candice.
Gott segne euch alle.

Inhaltsverzeichnis

Vorwort

von Dr. David Frawley

Der moderne Mensch sucht unablässig nach Zauberdiäten. Die Bedeutung der Ernährung kann in der Tat nicht mehr unterschätzt werden. Wissenschaftliche Studien belegen eindeutig, dass Nahrungsmittel dank ihrer Vitamine, Mineralien und pflanzlichen Nährstoffe medizinische Wirkungen haben. Die Ärzte beginnen einzusehen, was die Naturheilkunde immer gewusst hat: Wir sind, was wir essen. Die Nahrung ist die Grundlage unserer körperlichen Realität, und sogar die Gedanken und Gefühle hängen eng damit zusammen.

In den letzten Jahren sind zahlreiche Bücher erschienen, die sich meist mit Gewichtsabnahme befassen, als sei dies der wichtigste Aspekt der Ernährung. In der Regel empfehlen sie die gleiche Ernährung für alle, als gebe es nur einen einzigen Menschentyp. Dass der Wert solcher Bücher begrenzt ist, dürfte niemanden überraschen.

Die Menschen gehören vielen verschiedenen Typen an. Sie unterscheiden sich, was Größe, Temperament, Vorlieben und Aktivität angeht. Wie können alle diese verschiedenen und bisweilen gegensätzlichen Bedürfnisse mit einer einheitlichen Ernährungsweise befriedigt werden? Diätbücher verkaufen sich gut, aber sie kommen auch schnell aus der Mode.

Da diese Bücher für die Massen wenig hilfreich sind, suchen heute viele Menschen nach einer Ernährung, die den Körpertyp berücksichtigt. Die Frage ist nur, welches System wir anwenden sollen, um jeden Menschen richtig einzuordnen. Einige neuere Ansätze versuchen es mit unterschiedlichen Typologien, die leider oft falsch oder unvollständig sind. Es hört sich beispielsweise gut an, dass Menschen ihre Ernährung auf ihre Blutgruppe abstimmen sollen, und es gibt einige Befunde, die dafür sprechen. Andererseits fällt auf, dass Menschen mit ganz unterschiedlichem Körperbau und Charakter die gleiche Blutgruppe haben können – sie sind groß oder klein, dick oder dünn, aktiv oder träge, passiv oder aggressiv. Die Blutgruppe genügt also offensichtlich nicht, um die richtige Ernährung zu bestimmen.

Erfüllen diese mechanischen Typologien wirklich ihren Zweck? Legt die Blutgruppe fest, wie aktiv wir sein sollen? Eine Typologie ist nicht vollständig, wenn sie uns nur sagt, was wir essen sollen, nicht aber, wie aktiv wir sein sollen. Die Blutgruppendiät kann das nicht. Wie viele andere Typologien löst sie nicht das Problem und fördert Ernährungsklischees, die auf die Dauer schädlich sind.

Heute erleben traditionelle Heilweisen eine Wiedergeburt. Sie haben manches Nützliche über die Ernährung zu sagen. Aber keine von ihnen befasst sich so eingehend mit der Ernährung wie Ayurveda, und keine ist so ausgefeilt wie diese traditionelle indische Medizin. Im Ayurveda ist die richtige Ernährung die Grundlage aller anderen Therapien.

Außerdem hat Ayurveda die wohl älteste und durch Erfahrung am besten bestätigte Typologie zu bieten. Sie erklärt einfach und klar, worin die Menschen sich körperlich und seelisch unterscheiden. Mit Ayurveda können wir unsere Ernährungsbedürfnisse und die Leistungskraft unseres Verdauungssystems eindeutig bestimmen und auf das Geschlecht, das Alter und die Jahreszeit abstimmen.

Ayurveda hat eine wohlüberlegte Ernährungstherapie für jeden Körpertyp. Sie arbeitet nicht nur mit Phytochemikalien, sondern bemüht sich, die Elemente und die Lebenskraft *(Prana)* des Essens zu verstehen, und zwar nicht nur theoretisch, sondern auch in Bezug auf die Zubereitung, das Würzen und bestmögliche Kombinationen. Die richtige Ernährung wird durch Bewegung, Kräuter und Meditation ergänzt, und alles zusammen ist somit eine umfassende, auf individuelle Bedürfnisse abgestimmte Therapie.

Dr. Dennis Thompson ist ein neo-ayurvedischer Arzt, der die Einsichten des alten Ayurveda nutzt, um Gesundheitsprobleme unserer Zeit zu behandeln. Er analysiert wichtige Fragen der Ernährung, der Gesundheit und des ganzheitlichen Lebens nicht nur aus dem Blickwinkel des traditionellen Ayurveda, sondern auch aus heutiger medizinischer und gesellschaftlicher Sicht.

Ich kenne Dr. Thompson seit mehreren Jahren. Er nahm an einer ayurvedischen Ausbildung teil, die wir 1993 in Santa Fé (New Mexico, USA) anboten und war schon einige Zeit vorher einer unserer Studenten. Seine Begeisterung und sein innovativer Geist fallen jedem auf, der ihn kennt. In den letzten Jahren hat er Ayurveda weiter studiert und praktiziert und seine eigenen Ideen eingebracht.

Dr. Thompson macht sich die Erfahrungen der sehr bekannt gewordenen „Diät" nach Dr. Barry Sears zunutze, die auf der so genannten

Stoffwechselzone (dem optimalen Stoffwechselfunktionsbereich) beruht. Diese Ernährungsweise enthält viele wichtige Einsichten, aber ihr fehlt die konstitutionelle Grundlage des Ayurveda. Wie viele andere Ernährungssysteme ist sie hauptsächlich anti-Kapha und zielt auf den wässerigen, phlegmatischen Menschentyp ab, also nur auf einen der drei Haupttypen. Da Kaphas zu Übergewicht neigen, das in unserer Zeit das größte Gesundheitsproblem ist, befassen sich die meisten modernen Ernährungsratgeber vor allem mit diesem Thema.

Dr. Thompson hält die Erkenntnisse der Sears-Diät für nützlich, führt sie aber im Lichte des Ayurveda einen Schritt weiter. Er beschreibt drei Gesundheitsbereiche, die den Doshas Vata, Pitta und Kapha zugeordnet sind, und zeigt, wie wir in dem für uns harmonischen Bereich bleiben können. Auf diese Weise stellt er die ayurvedische Ernährung, die manch einem vielleicht veraltet, esoterisch oder fremdartig vorkommen mag, in einen modernen Kontext, in dem sie einen Sinn ergibt und leicht anwendbar ist.

Das Buch enthält viele praktische Hinweise, die unsere Gesundheit und Vitalität stärken. Es wendet sich nicht nur an Mediziner, sondern auch an Laien, die nach einem Leitfaden der gesunden Ernährung suchen.

Dr. Thompsons Empfehlungen berücksichtigen das Essen, die Bewegung, die Gefühle und die gesamte Lebensweise und stellen somit eine ganzheitliche Therapie dar. Dieser vollständige Ansatz fehlt vielen Büchern, die sich mit Ernährung beschäftigen.

Das Buch ist eine der besten Ergänzungen der ayurvedischen Ernährungslehre und eines der besten neuen Bücher über Ernährung. Es erklärt Ayurveda in einer neuen, dynamischen Sprache, die ihm einen besonderen Reiz verleiht. Alle, die sich richtig ernähren wollen, können vom Ayurveda profitieren, und dieses Buch ist ein guter Anfang.

Dr. David Frawley
Autor von *Das große Handbuch des Yoga und Ayurveda*,
Vom Geist des Ayurveda,
Koautor von *Die Ayurveda-Pflanzenheilkunde* und
Ayurvedic Guide

Einführung

Eigentlich liegt es auf der Hand, dass zwischen der Gesundheit und anderen Lebensbereichen ein Zusammenhang besteht. Dennoch wissen viele Menschen darüber nicht Bescheid. Immerhin wissen wir, dass Gesundheit wichtig ist. Wir versäumen viel, wenn wir erschöpft sind, Kopfschmerzen haben oder schlecht schlafen. Und wenn wir krank sind, empfinden wir wenig Freude am Leben, an unserem Wohlstand, an Reisen und am Beruf. Bei allem, was wir tun oder unterlassen, fragen wir uns: Was hätte ich unternehmen können, wenn es mir besser ginge, wenn ich mehr Kraft, Ausdauer und Energie hätte? Gesundheit ist die volle Batterie, die Freudenspenderin, der Kraftstoff, der uns hilft, unser Potenzial zu verwirklichen.

Wenn wir unsere Gesundheit verlieren, schätzen wir sie um so mehr. Dennoch weigern sich viele zu tun, was notwendig ist, um besser zu leben. Gewiss, es gibt viele widersprüchliche Theorien über Ernährung, Gewicht, Kräuter und Medikamente – so viele Wege zur Gesundheit, dass wir oft nicht mehr wissen, was wir tun sollen. In diesem Universum existiert jedoch nichts ohne Ursache, und die Gesundheit ist keine Ausnahme. Darum muss es auch einen klaren, verständlichen Weg zu einem gesunden Körper und einem gesunden Geist geben. Wenn wir nur wüssten, wo wir ihn finden!

Das ganzheitliche Prinzip des Ayurveda

Meiner Erfahrung nach erwerben wir dauerhafte Gesundheit am besten dadurch, dass wir die Grundsätze des *Ayurveda* anwenden. Obwohl es viele ganzheitliche Therapien gibt, sind nur zwei philosophische Paradigmen allumfassend: die traditionelle chinesische Medizin und Ayurveda. Zwar leistet auch die chinesische Medizin Hervorragendes, aber meiner Meinung nach ist Ayurveda der beste ganzheitliche Weg zu Gesundheit und Lebensfreude.

In diesem Buch möchte ich darlegen, wie wichtig ein ganzheitlicher Ansatz ist. Außerdem geht es um den Körper als Ganzes, um die ayurvedischen Typen *Vata*, *Pitta* und *Kapha* in einer ganzheitlichen Therapie und um den Stoffwechsel des Körpers. Zunächst müssen wir uns aber näher mit der Idee der Ganzheit und den Körperfunktionen befassen.

Körpertypen, Verdauung und Stoffwechsel

Den Begriff „Stoffwechselzone„ im Sinne eines optimalen Stoffwechselfunktionsbereichs ist dem Erfolgstitel *Die Zone*[1] von Barry Sears entlehnt. Ich meine damit die Verdauungskraft der drei ayurvedischen Körpertypen. Was Sears darüber schreibt, ist sehr aufschlussreich. Als ich sein Buch las, wusste ich, dass er auf etwas gestoßen war, was mit den Körpertypen des Yoga zu tun hat. Jetzt sah ich Vata, Pitta und Kapha in neuem Licht. Sears wendet sich offenbar vor allem an den Kapha-Typ, während ich aufgrund meiner Forschungen der Meinung bin, dass es für jeden Typ einen optimalen Stoffwechselfunktionsbereich gibt, auch wenn nicht jeder Mensch dem gleichen Bereich angehört.

Die Grundthese des genannten Buches geht davon aus, dass alles im Leben davon abhängt, was wir verdauen können und was nicht. Diese Fähigkeit können wir als optimalen Verdauungsbereich beschreiben. Selbst gutes Essen kann Krankheiten auslösen, wenn es nicht verdaut wird. Jeder Mensch hat jedoch sein eigenes Verdauungssystem, und was dem einen zuträglich ist, kann dem anderen schaden. In diesem Buch stelle ich eine einfache Methode vor, um die Gesundheit zu verbessern. Voraussetzung dafür ist, dass wir den Verdauungsprozess im Zusammenhang mit den Körpertypen verstehen.

Der modernen medizinischen Forschung zufolge haben die drei Körpertypen, die als *ektomorph*, *mesomorph* und *endomorph* bezeichnet werden, eine unterschiedliche Verdauungskraft. Der gleichen Auffassung ist Ayurveda hinsichtlich der drei Körpertypen Vata, Pitta und Kapha. Die beiden Systeme stimmen auch darin überein, dass das sympathische und das parasympathische Nervensystem die drei Körpertypen hervorbringt. In diesem Buch lege ich Beweise dafür vor, dass ein bestimmter Körpertyp die Makronährstoffe Eiweiß, Kohlenhydrate und Fett anders verdaut als die anderen Typen. Außerdem gibt es für jeden Körpertyp einen bestimmten Stoffwechselbereich, in dem die Gesundheit sich bessert oder verschlechtert, je nachdem, wie viel Eiweiß, Kohlenhydrate und Fett wir verzehren. Wenn Sie wissen, zu welchem Typ Sie gehören, können Sie den Bereich der für Sie optimalen körperlichen, seelischen und geistigen Gesundheit betreten.

Kapitel 1

Das Prinzip der Ganzheit

Die Ganzheit war einst ein wichtiger Teil unserer Kultur. Der Mensch wusste, dass alle Dinge als Teile des Ganzen miteinander verbunden sind, und er gründete Kulturen auf der Grundlage dieser Einsicht. Die meisten traditionellen Heilweisen in China, Griechenland, Tibet, Indien und Amerika sind ihrer Natur nach ganzheitlich. Die moderne Medizin zieht es dagegen vor, sich zu spezialisieren.

Die westliche Medizin kennt Tausende von Krankheiten und verbringt viel Zeit und Mühe damit, Therapien zu klassifizieren. Das ist ein problematischer Ansatz, weil er komplexe Situationen in Teile zergliedert, anstatt das Ganze zu sehen. Wenn wir die Welt als Summe von Kräften betrachten, die sich ohne Sinn und Zweck hin und her bewegen, und wenn wir nicht verstehen, wie die einzelnen Teile zusammengehören, erscheint die Welt uns als Chaos. Wir verlieren die Hoffnung und sehen den Wald vor lauter Bäumen nicht.

Während das Universum aus ganzheitlicher Sicht eine Einheit bildet, deren viele Manifestationen miteinander zusammenhängen, besteht die Welt aus der Sicht des Spezialisten nur aus zahlreichen Einzelteilen, und der Körper ist eine Maschine, nicht ein unglaublich komplexer, integrierter Organismus.

Die mechanistische Weltsicht

Die Mechanisten halten die Welt für die Summe von Dingen, die einander fremd sind und unabhängig voneinander in Zeit und Raum existieren. Dass sie miteinander in einer Wechselwirkung stehen, ändert daran nichts. Eine genauere Darstellung finden wir in Fritjof Capras Buch *The Turning Point*[2]. Die Maschine ist das perfekte Beispiel für diese Auffassung. Sie besteht aus völlig unabhängigen materiellen Einzelteilen, die sich trotz ihrer Wechselwirkung nicht verändern (abgesehen davon, dass sie sich abnutzen). Jedes Teil wird einzeln hergestellt und bleibt ein Einzelteil, und es wird von einer äußeren Kraft bewegt.

Der Körper ist dagegen ein lebender Organismus, der ständig die Knochendichte, die Zusammensetzung des Blutes, die Hormonspiegel und vieles mehr überwacht und bei Bedarf verändert. Insofern ist der Körper ein perfektes Beispiel für die Ganzheit. Seine Teile sind nicht voneinander unabhängig und können nicht ohne die anderen Teile existieren.

Die moderne Medizin betrachtet den Körper zumeist jedoch als Sammelsurium von Organen, Drüsen und Geweben, die wenig oder nichts miteinander zu tun haben. Darum werden heute erschreckend viele Mandeln, Blinddärme, Gebärmütter und Gallenblasen entfernt. Die Mediziner wollen nicht wahrhaben, dass alles im Körper eine Aufgabe hat und Teil eines Ganzen ist. Wenn ein Organ entfernt wird, ist der Körper nicht mehr ganz. Der Betroffene kommt vielleicht gut damit zurecht, muss sich aber bis ans Lebensende mit den Nachteilen abfinden.

Ist unsere Gesellschaft dank der vielen Operationen gesünder geworden? Kann eine neue chirurgische Technik die „Wunderwaffe" sein, die uns gesund werden und bleiben läßt? Kann ein neues Medikament oder Nahrungsergänzungsmittel uns gesund machen? Oder brauchen wir dafür die vielen neuen Trainingsgeräte? Wahrscheinlich nicht, denn allen fehlt der Schlüssel zur dauerhaften Gesundheit. Dieser Schlüssel ist das Prinzip der Ganzheit, die Einsicht, dass der Körper ein Organismus ist, in dem jeder Teil von allen anderen Teilen abhängt.

Ganz oder geteilt – Ordnung oder Chaos

Wir alle haben verschiedene Wünsche, Ziele, Temperamente, Vorlieben und Abneigungen. Das vermittelt uns den Eindruck, separiert und anders als andere zu sein – Körper sind voneinander ebenso getrennt wie ein Haus vom Nachbarhaus oder meine Kopfschmerzen von meinem Übergewicht. In Wahrheit sind die Ähnlichkeiten viel größer als die Unterschiede. Wir sind miteinander und mit der Umwelt – den fundamentalen Lebensrhythmen – enger verbunden, als es scheint. Das liegt an unserem Blickwinkel. Wenn wir die Welt als Ansammlung von Teilchen betrachten, „beweisen" unsere Experimente, dass wir Recht haben. Wenn wir begreifen, dass alle Dinge miteinander verbunden sind, erkennen wir den Zusammenhang zwischen jedem Teil und dem Ganzen – die Teile bilden ein Puzzle.

Teile gibt es nur in Verbindung mit dem Ganzen. Nur wenn wir das Ganze sehen, erkennen wir, dass seine Teile *nicht* das Ganze sind. Wer nur die Teile sieht, bekommt auf seine Fragen nur Teilantworten, und anstelle einer komplexen Ordnung sieht er nur Chaos. Wer dagegen das Leben als Ganzes sieht, durchschaut die verschiedenen Standpunkte als unterschiedliche Perspektiven innerhalb des Ganzen.

Unsere Gesellschaft ist heute ebenso zersplittert wie unser Denkprozess. Wie ist es dazu gekommen? Wahrscheinlich haben wir, als wir das Universum in immer kleinere Teile zerlegten, einfach vergessen, was wir einst wussten: dass wir *ein Ganzes* spalten. Neue Ideen, die uns richtig vorkamen und aus unserem engen Blickwinkel auch richtig waren, trübten das einst so klare Bild. Wir vergaßen, welche Rolle wir im Ganzen spielen, wie das Universum funktioniert und wie die Gesetze der Natur alles – auch uns – steuern.

Das Gesetz der Natur und die Natur der Wahrheit

Es gibt unzählige Theorien über das Universum. Die Wissenschaft will uns verlässliche Daten geben – aber sagt sie uns immer die Wahrheit? Sind Theorien die Wahrheit? Eine Theorie ist eine Einsicht in einen Teil des Lebens oder des Universums, nicht unbedingt die Wahrheit. Sie ist eine Beobachtung von einem bestimmten Standpunkt aus und kann insofern zutreffen, aber aus ganzheitlicher Sicht falsch sein. Wären alle anerkannten wissenschaftlichen Theorien wahr, hätte die Theorie Newtons heute noch absolute Gültigkeit. Das ist jedoch nicht der Fall – also war sie zur Zeit ihrer Formulierung nicht vollständig korrekt. Was wir heute für richtig halten, ist wahrscheinlich auch nicht die ganze Wahrheit, und was heute anerkannt ist, kann morgen widerlegt sein. Nur die Wahrheit ist immer wahr. Aber was ist Wahrheit?

David Bohm, ein berühmter Physiker, drückte es in *Wholeness and the Implicate Order*[3] so aus: „Anstatt anzunehmen, dass alte Theorien an einem bestimmten Zeitpunkt widerlegt werden, sagen wir lediglich, dass der Mensch ständig neue Formen der Einsicht entwickelt, die in gewissem Umfang klar sind und dann dazu neigen, unklar zu werden ... Es gibt offensichtlich keinen Grund zur Annahme, dass es eine endgültige Einsicht (eine absolute Wahrheit) oder auch nur eine stetige Annäherung an sie gibt oder geben wird ... Wenn wir die Welt durch unsere theoretischen Erkenntnisse betrachten, formen offensichtlich unsere Theorien unser Faktenwissen." Mit anderen Worten: Wir ordnen Informationen nach unserem eigenen Standpunkt, und wir nutzen das neue Wissen, um die Theorien zu stützen, an die wir bereits glauben.

Wie sehen wir die Welt? Bohm erläutert: „Wir müssen den Sinn des Ganzen neu lernen, beobachten und entdecken ... Was das große, ganzheitliche Wissen der Vergangenheit im Osten wie im Westen anbelangt, so müssen wir es in uns aufnehmen und neue, originelle Standpunkte finden, die für unsere derzeitige Situation bedeutsam sind." Diesen neuen Blickwinkel der Physik nennt Bohm „implizite Ordnung". Danach ist alles in allem enthalten. Die gegenteilige Auffassung, die explizite Ordnung, die in der heutigen Wissenschaft vorherrscht, behauptet, jedes Ding unterscheide sich von jedem anderen und hänge nicht mit ihm zusammen. Für die Gesundheit hat das wichtige Folgen. Die implizite Ordnung, das Prinzip der Ganzheit, hilft uns verstehen, warum wir krank sind und was wir brauchen, um gesund zu werden. Wenn wir gesund sind, hilft sie uns verstehen, was wir tun müssen, um gesund zu bleiben.

Krankheit und Ganzheit

Ganzheit bedeutet, dass alle Dinge miteinander zusammenhängen, selbst wenn wir nur separate Teile sehen. Unser Körper ist ein Komplex aus Zusammenhängen, deren Summe das Ganze ausmacht. Jeder Teil des Körpers ist mit allen anderen verbunden – durch Chemikalien, Gewebe, Hormone, elektrische Impulse und Nerven. Wenn wir auf einen Teil einwirken, beeinflussen wir das Ganze. Eine Welle in einem Teil breitet sich in jeden anderen Teil aus. Darum beeinflusst alles, was wir tun, alles, was wir *sind.* Vielleicht arbeiten nicht alle Verbindungen einwandfrei; aber sie sind da. Wir fühlen uns vielleicht nicht ganz; aber wir sind es. Wenn nicht alle unsere Teile harmonisch zusammenarbeiten, spüren wir, dass etwas nicht stimmt.

Wir können eine Krankheit als gestörte Verbindung oder Kommunikation zwischen Teilen des Ganzen betrachten. Da der Organismus ein Kommunikationsnetz ist, kann ein Teil die Ursache sein, wenn ein anderer Teil krank ist. Ein Symptom gibt nicht unbedingt die Ursache an, sondern kann die Folge eines Vorganges sein, mit dem es zusammenhängt.

Laß den Boten seine Aufgabe erfüllen!

Symptome sind ein Teil eines natürlichen Feedbacksystems, das uns ständig sagt, wie es dem Körper geht. Wenn wir keine Symptome haben, geht es uns wahrscheinlich gut. Wenn wir Schmerzen haben, ist etwas nicht in Ordnung und wir müssen etwas dagegen tun. Wer das Symptom ignoriert, der ignoriert die Weisheit seines Körpers, und wer Symptome behandelt, ohne ihre Ursache zu beseitigen, muss mit noch stärkeren Symptomen rechnen.

Wenn wir auf einem Reißnagel sitzen, sind die Schmerzen, die wir spüren, kein Zeichen von Aspirinmangel. Die Menschen nehmen Schmerzmittel, weil Schmerzen unangenehm sind. Das ist verständlich, aber wer längere Zeit solche Medikamente schluckt, tötet letztlich den Boten. Symptome sind nämlich die Boten der inneren Weisheit des Körpers; sie wollen uns sagen, dass etwas nicht stimmt. Wir müssen herausfinden, was nicht in Ordnung ist, indem wir uns auf die Symptome einstimmen, ihre Ursache aufspüren und diese beseitigen. Verwechseln Sie nicht den Boten mit der Botschaft.

Die Weisheit des Körpers

Jetzt wissen wir, dass wir jedes Gesundheitsproblem ganzheitlich behandeln müssen. Denken Sie daran, dass Ihr Körper eine Einheit ist, die aus kleineren, miteinander verbundenen Einheiten besteht. Eine Störung in einer Einheit beeinflusst auch die anderen Einheiten. Körper und Geist hängen ebenfalls zusammen. Der körperliche Zustand hat Auswirkungen auf den Geist und umgekehrt.

Wenn wir die Ursache eines Problems nicht finden und beseitigen, wird der Körper krank, und wenn negative Wirkungen sich ansammeln, droht eine der schweren chronischen Krankheiten, die heute so viele Menschen plagen. Keine Tablette kann solche Krankheiten heilen, denn selbst wenn sie ein Symptom lindert, hat sie Dutzende von negativen Nebenwirkungen, die mitunter schlimmer sind als das ursprüngliche Symptom. Da Medikamente auf die Dauer giftig sein können, bringen sie den Stoffwechsel noch mehr aus dem Gleichgewicht. Warum helfen uns die Tabletten, die früher so schön gewirkt haben, heute nicht mehr? Warum müssen wir die Dosis ständig erhöhen? Warum kehren die Symptome immer wieder zurück? Die einzige Antwort lautet: Weil wir die eigentliche Ursache nicht beseitigt haben. Selbst „natürliche" Arzneien lindern oft nur Symptome, ohne deren Ursache zu behandeln. Sehen wir uns dazu ein Beispiel an.

Mary kam mit Kopfschmerzen in die Praxis. Die Untersuchung ergab, dass einige Halswirbel verschoben und die Nackenmuskeln verspannt waren. Die Halswirbel bewegten sich im Verhältnis zur restlichen Wirbelsäule nicht korrekt, so dass Mary Kopf- und Nackenschmerzen hatte. Nachdem die Muskeln entspannt und die Wirbel eingerichtet waren, ließen die Kopfschmerzen nach und Mary war glücklich – bis die Schmerzen zurückkehrten.

Also suchte Mary die Praxis öfter auf, und ihre Kopfschmerzen wurden schwächer und verschwanden sogar für längere Zeit. Darüber freuten wir uns beide. Aber warum kamen die Schmerzen zurück? Solange wir diese Frage nicht beantworten konnten, blieb die eigentliche Ursache des Problems verborgen.

Mary wollte die Ursache finden und war bereit, sie in drei großen Bereichen zu suchen: in der Körperchemie, in der Körperstruktur und in elektromagnetischen Belastungen (siehe dazu Kapitel 2). Bei Mary löste eine Allergie gegen bestimmte Nahrungsmittel chemische Störungen aus. Als wir uns ihre Ernährung genauer ansahen, wurde klar, dass ihr Körper keine Schokolade vertrug. Wenn sie keine Schokolade aß, verschwanden ihre Kopfschmerzen! Manchmal sündigte sie – und prompt stellten die Schmerzen sich wieder ein. Die Schokolade reizte über einen Reflex das Verdauungssystem und die Folge war eine Abwehrreaktion in den Halswirbeln, die zu Muskelkrämpfen, Subluxationen und Kopfschmerzen führte. Mit den Muskelkrämpfen im Nak-

ken, die Kopfschmerzen auslösten, wollte der Körper ihr also sagen, dass sie keine Schokolade vertrug. Das ist die Weisheit des Körpers.

Sind auch Ihnen wichtige Zusammenhänge entgangen, die sich auf Ihre Gesundheit auswirken?

Kapitel 2

Der Krankheitsprozess

Das Hauptziel des Körpers ist das Überleben. Das gelingt ihm erstaunlich gut, wenn man bedenkt, was er aushalten muss. Im Grunde ist es recht schwierig, krank zu werden. Den Symptomen gehen lange chemische, strukturelle oder emotionale Belastungen voraus. Ich meine damit nicht die akuten, ansteckenden Krankheiten wie Typhus, Windpocken oder Pest, sondern die chronischen Krankheiten, an denen heute so viele Menschen leiden.

Stress

Die meisten Menschen glauben, dass sie gesund leben; aber dabei vergessen sie die vielen Belastungen des modernen Lebens, die sich *ansammeln* können. Dr. Hans Selye prägte vor rund 50 Jahren den Ausdruck „Stress". Er versteht darunter jede Art von körperlicher und seelischer Belastung und unterscheidet zwischen Eustress („gutem Stress") und Distress („schlechtem Stress"). Wenn Sie beim Sport vernünftig sind, erzeugen Sie Eustress, wenn Sie übertreiben, entsteht Distress. Eustress kann fast alles sein, was mit Arbeit, Aktivität oder irgendeiner Form von Veränderung verbunden ist und gleichzeitig mit Energie versorgt. Der Distress beginnt, wenn wir uns dabei übermäßig belasten und uns die Aktivität dabei mehr Energie nimmt als gibt. Nehmen wir an, Freunde besuchen Sie für ein paar Tage. Sie putzen, kochen und freuen sich über die nette Gesellschaft – Eustress. Ihren Freunden gefällt es bei Ihnen so gut, dass sie beschließen, drei Wochen zu bleiben – Distress!

Der Körper reagiert auf jeden Stress mit *Anpassung*, das heißt, er verlagert die Belastung von einem Körperteil in einen anderen. Darum können Symptome ohne Behandlung verschwinden und später ohne ersichtlichen Grund wieder auftreten. Je mehr wir den Organismus belasten, desto stärker muss er sich anpassen, um zu überleben. Er verteilt den Stress über ein größeres Gebiet, damit nicht ein kleines Gebiet besonders zu leiden hat. Wenn Sie einen Bach mit einer dünnen Eisschicht überqueren wollen, legen Sie sich auf den Bauch, um Ihr Gewicht besser zu verteilen und nicht einzubrechen. Wenn Sie einen Schultermuskel verletzt haben und ihn nur unter Schmerzen bewegen können, springen andere Muskeln für ihn ein – allerdings sind diese für bestimmte Aufgaben weniger geeignet als der kranke Muskel und die Gefahr ist groß, dass sie zu stark belastet werden. Ständige Anpassung und Stressverlagerung schwächen den Körper.

Drei Arten von Stress

Die drei Hauptarten von Stress, denen wir täglich begegnen, sind der strukturelle, der chemische und der geistig-seelische Stress.

Struktureller Stress ist die Anpassung des Skeletts und der Muskeln an Belastungen. Die Folge können Zittern, Gelenkschmerzen und Knochenverschiebungen sein, und diese führen unter anderem zu Kopf-, Hals-, Rücken- und Schulterschmerzen und Steifheit. Ein Autounfall, ein Sturz, eine Sportverletzung, das Altern, aber auch chemischer oder sogar geistig-seelischer Stress können strukturellen Stress auslösen. Seelischer Stress kann Muskelkrämpfe hervorrufen, bei chemischem Stress können Schmerzen auftreten.

Mit anderen Worten: Fast jeder Stress kann zu einem körperlichen Problem werden. Wenn Sie die Schmerzen missachten, die der strukturelle Stress auslöst, oder wenn Sie ihn mit Schmerzmitteln unterdrucken, müssen Sie mit Schäden an Knochen, Gelenken und Muskeln rechnen.

Chemischer Stress ist beispielsweise eine Nahrungsmittelallergie, Nährstoffmangel oder eine Vergiftung. Er kann Müdigkeit, Kopfschmerzen, eine verschleimte Nase, Verdauungsstörungen, Schmerzen aller Art und viele andere unklare Symptome auslösen. Schlechte Verdauung und Enzymmangel sind die Hauptursachen des chemischen Stress.

Diese Art von Stress ist gewöhnlich die Ursache für Erschöpfung und andere unklare Symptome, die sich einer Diagnose entziehen!

Geistig-seelischer Stress ist wohl der häufigste Grund für schlechte Gesundheit. Gute Beziehungen innerhalb der Familie und mit Freunden und Kollegen tragen zum seelischen Wohlbefinden bei. Co-Abhängigkeit, gestörte Familienverhältnisse, Süchte und ähnliche negative Faktoren machen krank. Wir alle leiden gelegentlich an Wut, Angst, Eifersucht, Trauer und Kummer, und manchmal spüren wir solche Emotionen als körperliche Schmerzen oder als Unwohlsein. Wut verspannt die Muskeln und belastet das Nervensystem. Angst kann Magen-Darm-Störungen auslösen. Denken Sie daran, dass alles eine Ursache hat.

Das erste Gesetz
der ganzheitlichen Heilung:
Sie müssen wissen, wie Sie krank werden

Es ist wichtig zu wissen, wie Sie gesund werden, aber Sie müssen auch wissen, wie Sie krank werden. Eine Krankheit entwickelt sich in mehreren Phasen und überwindet mit der Zeit unsere Abwehr. *Zeit* ist das entscheidende Wort. Wir brauchen Zeit, um krank zu werden. Wenn eine Krankheit uns über Nacht packt, handelt es sich meist um eine hoch ansteckende Infektion. Chronische Krankheiten erwecken bisweilen den Eindruck, wir seien plötzlich erkrankt und könnten genauso schnell wieder gesund werden. Aber das trifft fast nie zu. Es dauert lange, bis Arthritis, Krebs und Herzkrankheiten sich entwickeln. Wenn wir kränker werden, versucht der Körper zunächst, sich anzupassen, um zu überleben. Dabei wird an irgendeiner Stelle ein Loch aufgerissen, um ein anderes zuzustopfen, doch dies prägt sich dem Körper ein.

Wie werden wir krank?

Dr. Hans Selye beschreibt in seinem Buch *The Stress of Life*[4] die drei Hauptphasen des Stress, die zur Krankheit werden: Alarmreaktion, Abwehr und Erschöpfung. Die *Alarmreaktion* veranlasst uns, vor einem Tiger wegzulaufen. Die Nebennieren und der Sympathikus (ein Teil des autonomen Nervensystems) werden aktiv, und wir laufen davon oder klettern auf einen Baum. Wenn die Gefahr vorbei ist, beruhigen wir uns, und die Körperfunktionen normalisieren sich. So sollte es zumindest sein.

Aber wenn der Tiger uns unaufhörlich jagt, muss der Organismus ständig auf Hochtouren arbeiten und brennt mit der Zeit aus. Jetzt befinden wir uns im Stadium der *Abwehr*. Um durchzuhalten, verbrauchen die Nebennieren viele Nährstoffe, die sie anderen Organen entziehen. Die anderen Organe werden dadurch krank, und eines Tages brechen wir zusammen.

Jetzt befinden wir uns im Stadium der *Erschöpfung*. Der Körper hat sich verausgabt, er hat keine Reserven mehr, und übrig bleibt nur noch tiefe Erschöpfung und Müdigkeit. Kommt Ihnen das alles bekannt vor?

Das zweite Gesetz der ganzheitlichen Heilung: Sie müssen wissen, was Gesundheit ist

Was ist normal? Was ist gesund?

Wenn Heilung ein Synonym für Wiederherstellung ist, müssen wir erkennen, wann ein Wiederherstellungsbedarf besteht. Leider ignorieren wir unsere Beschwerden oft so lange, bis sie zum Alptraum werden. Aber wenn wir wissen wollen, wann wir krank sind, müssen wir wissen, wie ein gesunder Mensch aussieht und sich fühlt. Ein gesunder Körper arbeitet anders als ein kranker und löst auch andere Gefühle aus.

Ich lege meinen Patienten Fragebögen zum Ausfüllen vor, die nicht nur nach Hauptsymptomen fragen. Sie sollen zum Beispiel angeben, ob sie selten, manchmal oder oft Kopfschmerzen haben. Kreuzt ein Patient „gelegentlich" an, frage ich ihn, wie oft das ist, und bekomme immer wieder verblüffende Antworten. Viele Leute, die Kopfschmerzen nicht für ihr Hauptproblem halten, kreuzen zwar „gelegentlich" an, räumen aber auf Nachfrage ein, dass sie zwei- oder dreimal in der Woche Kopfweh haben. Ich habe drei- bis viermal Kopfschmerzen im Jahr – das ist für mich „gelegentlich". Wer drei bis vier Anfälle von Kopfschmerzen in der Woche hat und das Kästchen „gelegentlich" ankreuzt, findet diesen Zustand *normal*. Und wer meint, das sei normal, behält seine Kopfschmerzen für immer, weil er nichts dagegen unternimmt.

Wir schlucken Schmerztabletten, um Kopfweh loszuwerden, überlegen aber nicht, was der Körper uns mit diesem Signal sagen will. Wir müssen uns fragen: „Warum habe ich Kopfschmerzen? Woher kommen sie?", andernfalls behalten wir die Kopfschmerzen. Denken Sie daran: Was für Sie „normal" ist, muss nicht gesund sein.

Das dritte Gesetz der ganzheitlichen Heilung: Investieren Sie in die Genesung ebenso viel Energie wie in das Krankwerden

Es ist unbestreitbar, dass wir nicht leicht krank werden. Es kostet uns Zeit und Mühe. Um gesund zu werden, müssen wir ebenso viel Energie aufwenden. Sie werden nicht gesund, wenn Sie braunen Reis essen, ein Medikament nehmen oder ein Kraut aus dem Regenwald essen. Sie müssen sich anstrengen, um gesund zu werden, mindestens so sehr, wie Sie sich angestrengt haben, um krank zu werden.

Der Heilungsprozess

Der Körper heilt, regeneriert und kuriert sich ständig selbst. Ja – nicht der Arzt heilt, sondern der Körper, obwohl der Arzt eine wichtige Rolle spielen kann. Wenn Sie unter zu starkem Stress stehen, sich falsch ernähren, sich zu wenig bewegen und weitere „Gewohnheiten" haben, die Ihre Selbstheilungskräfte versagen lassen, brauchen Sie jedoch Hilfe. Die erste Voraussetzung ist eine andere Lebensweise, denn wenn es nichts zu ändern gäbe, wären Sie nicht krank geworden.

Es ist nicht immer leicht festzustellen, was Sie ändern müssen. Außerdem: Wie wird man „heil"? Es gibt so viele unterschiedliche Meinungen und Methoden. Können sie wirklich allen helfen? Warum hilft Ihnen nicht, was Ihrer Freundin geholfen hat? Jeder behauptet zu wissen, was Sie tun sollen – Ihr Arzt, der vielleicht nichts über Ernährung weiß, und Ihr Chiropraktiker oder Heilpraktiker, der möglicherweise viel über Ernährung und natürliche Gesundheit weiß, aber wenig über ganzheitliche Heilung.

Außerdem gibt es noch Naturapostel, Kräuterhexen, Akupunkteure und Diätetiker, die alle viel über Vitamine, Mineralien, Diäten, Meridiane, Kräuter und so weiter wissen, jedoch von Gesetzes wegen nicht diagnostizieren oder behandeln dürfen. Ihre eigene Meinung haben auch Verkäuferinnen im Reformhaus, Freunde, die Nahrungsergänzungsmittel vermarkten, der kluge Onkel im Rundfunk, die allwissende Tante im Fernsehen, der Mechaniker, der auf seine Mineralquelle schwört, der Nachbar und alle Bekannten und Verwandten. Manche von ihnen mögen durchaus eine gute, vielleicht lebensrettende Idee haben, aber sie wissen wahrscheinlich nicht, welche Bedürfnisse Ihr Körpertyp und Ihre Gene haben. Anders gesagt: Was anderen geholfen hat, hilft Ihnen nicht unbedingt.

Der Zweck einer Therapie

Mit „Therapie" meine ich Vitamine, Mineralien, Kräuter, Enzyme, Sport, Meditation, Ernährung, Chiropraktik, Akupunktur, Medikamente, Operationen, Massage und so weiter. Die meisten Patienten verlangen nach einer Therapie, um ihre Symptome zu lindern. Ein ganzheitlicher Heiler behandelt, um Ungleichgewichte abzubauen und die Ursache der Symptome zu beseitigen.

Alle Therapien und Lebensweisen beeinflussen den Körper. Um herauszufinden, ob eine bestimmte Therapie oder Lebensweise gut für Sie ist, müssen Sie wissen, welche Wirkung Sie auf Ihren Körper und Ihren Stoffwechsel hat.

Zwei Arten von Therapien

Das ganzheitliche Paradigma umfasst zwei Hauptarten von Therapien: die symptomatische und die kausale Therapie.

Die **symptomatische Therapie** bekämpft bzw. unterdrückt als Suppressivbehandlung nur die Symptome. Aber ein Symptom ist ein Signal des Körpers, mit dem er Sie über Ihren Gesundheitszustand informieren will. Es ist überlebenswichtig, dass Sie auf Ihren Körper hören und seine Botschaft verstehen. Auf den ersten Blick ist der Erfolg der symptomatischen Therapie eindrucksvoll, denn sie beseitigt ja die Symptome. Wer wollte nicht seine Schmerzen so schnell wie möglich loswerden? Aber solange die Ursache der Symptome nicht beseitigt ist, kehren sie zurück. Darum leiden manche Menschen seit Jahren jeden Tag an Kopfschmerzen.

Wenn im Keller Ihres Hauses ein Feuer brennt, öffnen Sie dann die Fenster, damit der Rauch abzieht und Sie in Ruhe fernsehen können? Bestimmt nicht. Sie suchen nach der *Ursache* des Rauches und rufen dann die Feuerwehr. Wenn Sie Symptome ignorieren oder verdecken, brennt ebenfalls ein Feuer, und zwar in Ihrem Körper. Die symptomatische Therapie bläst zwar den Rauch weg, überdeckt aber die Ursache und löscht nicht das Feuer, das nach und nach den Körper zerstört.

Beispiele einer symptomatischen Therapie

1. Aspirin gegen Kopfschmerzen und andere Schmerzen

2. Medikamente gegen Rückenbeschwerden (sie entspannen die Muskeln und lindern Schmerzen)

3. Kortison gegen Arthritis, Gelenkschwellungen usw.

4. Medikamente gegen allerlei Krankheiten (ihre Nebenwirkungen können gefährlich sein und neue Probleme hervorrufen)

Die **kausale Therapie** geht davon aus, was der Körper uns sagen will; denn das Symptom ist ein *Ausdruck* des inneren Zustandes, das uns mitteilt, was wir tun sollen. Die kausale Therapie hilft, weil sie es dem Körper ermöglicht, die Ursache eines gesundheitlichen Problems oder einer Krankheit zu beseitigen. Der Körper ist der oberste Heiler. Jede kausale Therapie hilft dem Körper, sich selbst zu heilen, indem sie

1. innere und äußere Gifte entfernt

2. die ausgleichende und reinigende Kraft des Körpers unterstützt

3. die Gewebe mit natürlichen Heilmitteln stärkt

Das vierte Gesetz
der ganzheitlichen Heilung:
Suchen Sie sich alles, was Sie brauchen

Wer heilen will, muss die Voraussetzungen der Gesundheit kennen. Woher wissen Sie, ob Sie alles bekommen, was Sie brauchen? Was fehlt Ihnen, wenn Sie nicht gesund sind?

Im Jahr 1895 lebte in Davenport, USA, ein Hausmeister namens Harvey Lillard, der seit einigen Jahren taub war. D. D. Palmer, ein Heiler, untersuchte ihn und bemerkte, dass ein Teil der Wirbelsäule ein wenig zu stark hervortrat. Er drückte darauf und verschob ihn leicht. Lillard fühlte sich besser und konnte plötzlich wieder hören. So wurde die Chiropraktik geboren.

Natürlich wird Taubheit nicht immer von eingeklemmten Nerven verursacht. Aber bei Lillard war es so, und da er so gut auf die Behandlung ansprach, dürfen wir annehmen, dass der Fehler in der Wirbelsäule zu 95 Prozent an seiner Taubheit schuld war. Für ihn war ein Wunder geschehen. Leider sind Wunder selten ... oder nicht?

Mike kam zu mir, weil er impotent war. Vielleicht wundern Sie sich darüber, dass er damit zu einem Chiropraktiker ging; aber in einer ganzheitlichen Praxis werden alle Symptome behandelt. Mike interessierte sich für Ayurveda und hoffte, dadurch gesund zu werden. Ich untersuchte ihn und empfahl einen Blut- und Urintest. Dann korrigierte ich routinemäßig alle Fehlstellungen seiner Wirbelsäule und bat ihn, in zwei Tagen wiederzukommen. Schon vor seinem nächsten Besuch las ich seine Laborwerte durch und entdeckte nichts Auffälliges. „Ein schwieriger Fall", dachte ich.
Aber zwei Tage später betrat er lächelnd das Behandlungszimmer. „Wie geht es Ihnen?" fragte ich. „Großartig, alles ist wieder in Ordnung!" sagte er. Ein paar weitere Fragen bestätigten mir, dass er tatsächlich von seinem Problem kuriert war. Ich war überrascht, obwohl solche Heilungen in einer ganzheitlichen Praxis immer wieder vorkommen.

Impotenz kann viele Ursachen haben. Bei Mike war es offensichtlich vor allem eine Fehlstellung der Wirbelsäule, und darum war die Korrektur für ihn ein Wundermittel. Sie war genau das, was er brauchte. Bei anderen Menschen spielt dieser Faktor vielleicht gar keine Rolle, und man muss die richtige Ursache finden und behandeln.

Wie Sie sehen, haben andere Leute andere Bedürfnisse als Sie. Selbst wenn Sie die gleichen Symptome haben wie Ihre Freundin, kann die Ursache in beiden Fällen ganz verschieden sein. Darum konnte eine Akupunktur Ihrer Freundin helfen, Ihnen aber nicht. Ihre Kopfschmerzen werden vielleicht durch eine Allergie ausgelöst, die Ihrer Freundin durch eine Entzündung. Bei den meisten Krankheiten spielen mehrere Faktoren mit, und alle müssen behandelt werden. Darum ist die ganzheitliche Auffassung von Gesundheit so nützlich.

Wir müssen alles haben, was wir brauchen. Wenn wir weniger bekommen, können wir nicht gesund sein. Das ist die Philosophie der ganzheitlichen Heilkunde.

Vollständige Heilung

Nicht alle Menschen haben die gleichen Bedürfnisse. Manche brauchen mehr Liebe, andere mehr frische Luft und sauberes Wasser. Wenn wir unsere Bedürfnisse kennen, müssen wir aus den verfügbaren Therapien diejenigen aussuchen, die für uns am meisten geeignet sind. Das lässt sich am besten durch einige Schaubilder verdeutlichen.

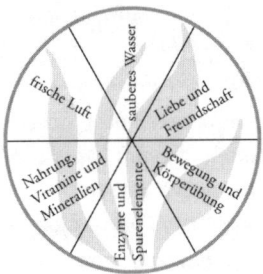

Das sind nur einige Bedürfnisse, die wir alle haben, wenn auch nicht im gleichen Verhältnis

32

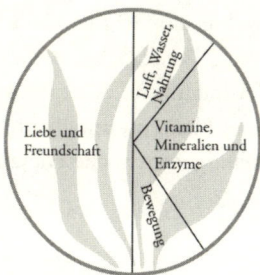

Manche Menschen brauchen mehr Liebe und Freundschaft, andere mehr Bewegung, frische Luft, sauberes Wasser oder gesundes Essen.

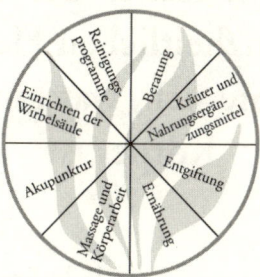

Dies sind einige von vielen verfügbaren ganzheitlichen Therapien.

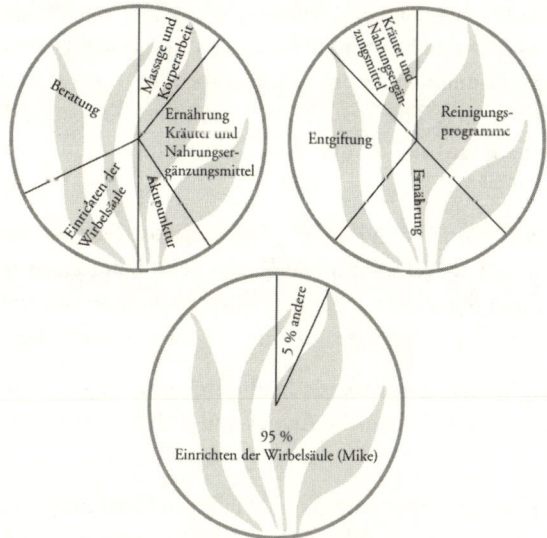

Eine oder mehrere Therapien sind speziell für Sie geeignet.

Leider gibt es keine einzelne, allmächtige Heilweise, die uns ganzheitliche Gesundheit schenkt. Weder Schulmedizin noch Chiropraktik, noch Akupunktur sind Allheilmittel. Aber Ayurveda ist möglicherweise eine Philosophie, die es Heilern ermöglicht, verschiedene Heilweisen zu verbinden und so eine ganzheitliche Therapie zusammenzustellen.

Das fünfte Gesetz der ganzheitlichen Heilung: Besorgen Sie sich, was gut für Ihren Körper ist

Der größere Blickwinkel

Der Zweck jeder Therapie besteht darin, die eigentlichen Ursachen einer Krankheit zu beseitigen. Wenn wir einmal verstanden haben, dass wir unser *Dosha* (den Körpertyp, die Konstitution) täglich harmonisieren müssen, können wir Krankheiten vorbeugen. Ayurveda ist vor allem eine präventive Therapie, die sich nach dem Körpertyp (dem genetischen Bauplan) richtet und der Stärkung unseres inneren Wesens dient.

1. Machen Sie den Test in Kapitel 13, um festzustellen, was für ein Typ Sie sind und ob Vata, Pitta und Kapha bei Ihnen ausgewogen sind. So erfahren Sie auch, ob Sie den Körper entgiften müssen und ob die Verdauung zu langsam, zu schnell oder unregelmäßig arbeitet.

2. Wählen Sie harmonisierende Heilmittel aus. Wenn Sie Ihren Typ kennen, wissen Sie, welche Arznei und welche Lebensweise Ihnen hilft.

3. Wählen Sie geeignete entgiftende Heilmittel aus, zum Beispiel Reinigung des Dickdarms für den Vata-Typ, Blutreinigung für den Pitta-Typ und Lymphdrainage für den Kapha-Typ.

4. Wählen Sie Heilmittel aus, welche die Gewebe kräftigen, und Gewürze, die das Verdauungssystem stärken. Der Pitta-Typ hat beispielsweise zu viel Hitze und sollte daher wenig Cayennepfeffer oder Chili verwenden. Ein Vata-Typ, der ein natürliches Anregungsmittel wie Ma Huang oder Guarana nimmt, stimuliert seinen ohnehin überaktiven Stoffwechsel noch mehr. Eine Kost, die viele Kohlenhydrate und wenig Fett enthält, schadet dem Kapha-Typ, weil sie die Insulinproduktion steigert.

5. Halten Sie sich an die Empfehlungen zu Ernährung, Lebensweise, Bewegung, Körperarbeit, Therapie, Stressabbau und Entgiftung, die auf Ihren Typ abgestimmt sind (siehe Kapitel 14).

6. Bleiben Sie dabei. Erzählen Sie es anderen.

Kapitel 3

Ayurveda und das Prinzip der Ganzheit

Vielleicht müssen wir Gesundheit und Krankheit mit neuen Augen sehen. In Indien entstand vor über 6000 Jahren die Philosophie des Ayurveda zur ganzheitlichen Behandlung von Körper und Seele/Geist. Ayurveda ist die älteste Heilkunst der Welt und wird von der Weltgesundheitsorganisation (WHO) anerkannt. Obwohl Ayurveda uralt ist, nimmt das Interesse daran heute immer mehr zu.

Die Grundlagen des Ayurveda

Die vier Lebensziele

Ayurveda lehrt, dass es vier grundlegende Lebensziele gibt. Das erste ist *kama,* die Freude. Der Wunsch, das Leben, gutes Essen und eine schöne Umwelt zu genießen, ist gesund. Das Streben nach Freude ist ein Teil unseres Wesens, ein Grundbedürfnis. Wir essen, weil wir hungrig sind. Wir haben Freude an schönen Dingen und fühlen uns wohl, wenn wir sie betrachten.

Das zweite Lebensziel ist *artha,* der Wohlstand. Wir brauchen bestimmte Dinge zum Leben, etwa Nahrung, Kleidung, eine Wohnung … und 99 Fernsehkanäle. Wir wollen in dieser Welt überleben. Nicht alle Menschen können sich in die Berge zurückziehen und meditieren; einige von uns müssen auch arbeiten. Manche überleben mit Mühe, anderen geht es ausgesprochen gut.

Das dritte Ziel ist *dharma,* der Beruf. Das ist für manche Menschen der wichtigste Aspekt des Lebens. Ein Beruf, der zu uns passt, befriedigt uns mehr als ein Beruf, den wir ausüben müssen. Darum ist es sehr wichtig, den richtigen Beruf zu finden. Gelingt das nicht, fühlen wir uns am Arbeitsplatz unwohl und zu Hause ebenfalls. Das vierte Ziel ist *moksha*, die Befreiung. Gemeint ist die Freiheit, unser Potenzial voll zu nutzen, unser inneres Wesen auszudrücken und ein gutes Leben zu führen. Wir können diese vier Ziele nur erreichen, wenn die Seele und der Geist dazu bereit sind, und wir können das Leben nur dann auskosten, wenn wir gesund sind. Gesundheit macht uns frei, sodass wir sein können, wer wir sind – das ist das wahre Potenzial des Lebens. Das ist alles!

Ayurveda und das universelle Gesetz

Im Laufe vieler Jahrhunderte haben die Weisen Indiens Erkenntnisse über das Universum gesammelt. Sie stellten fest, dass alle Dinge bestimmte Attribute haben, die materielle und immaterielle Zustände im Universum darstellen. Sie fanden zehn Attribute und deren Gegensätze, also insgesamt 20. Jedes Attribut beeinflusst die Lebewesen und bis heute jeden Bereich unseres Lebens. Diese Attribute stagnieren nicht, sondern sie stellen ein Kontinuum zwischen Extremen dar. Darum behandelt Ayurveda Krankheiten entsprechend unserer Reaktion auf diese Attribute.

Die 20 Attribute, physikalisch dargestellt

schwer – leicht	glatt – rau, unregelmäßig, scharf
fest – flüssig	langsam – schnell
kalt – heiß	klar – klebrig
subtil – grob	stabil – beweglich
ölig/feucht – trocken	weich –hart

Zusammengehörige Attribute: Wenn Sie ein Glas schütteln, das Wasser, Sand, Schlamm, Kies und Steine enthält, ist das Ergebnis immer das gleiche: Die schwersten Dinge (Steine) bleiben unten, die leichtesten steigen auf. Könnten Sie das ganze Universum schütteln, wäre es nicht anders. Alle Dinge verteilen sich auf eine vorhersehbare Weise, so dass ein Muster im Chaos entsteht. Nach der Lehre des Ayurveda verteilen sich die zwanzig Attribute in drei verschiedenen Gruppen:

Vata: Leicht, trocken, unregelmäßig, beweglich, rau, subtil und kalt schließen sich in verschiedener Weise zusammen. Das Sanskritwort *Vata*, das Wind bedeutet, wurde benutzt, um diese Gruppe von Attributen zu bezeichnen. Ein Vata-Typ besitzt mehr von diesen Attributen als andere Typen. Er ist dünn, hat trockene Haut und trockenes Haar, ist immer in Bewegung, klagt über kalte Hände und Füße, hat eine unregelmäßige Verdauung und ist etwas ängstlich. Wenn Sie viele dieser Attribute haben, sind Sie ein Vata-Typ oder leiden an zu viel Vata. Die Fragebögen in Kapitel 13 helfen Ihnen, Ihren Körpertyp und mögliche Ungleichgewichte zu bestimmen.

Pitta: Die Attribute in der Mitte des Kontinuums bilden ebenfalls gerne eine Gruppe: ölig, aber nicht extrem, leicht, aber nicht sehr leicht, langsam, aber nicht am langsamsten, schnell, aber nicht am schnellsten. Das Sanskritwort *Pitta* bedeutet Galle und wurde benutzt, um diese Gruppe zu beschreiben. Der Pitta-Typ besitzt zwar mehr Hitze und Schärfe, neigt aber ansonsten zu größerer Ausgewogenheit. Er ist mittelgroß, mittelschwer, intelligent, scharfsinnig, humorvoll und klagt über Sodbrennen und Reizbarkeit. Wenn Sie viele dieser Attribute haben, sind Sie ein Pitta-Typ.

Kapha: Die Attribute ölig, schwer, stabil, glatt, klebrig, langsam und kalt ziehen einander an. Das Sanskritwort *Kapha* bedeutet Schleim und beschreibt diese Gruppe. Ein Kapha-Typ neigt zu Stabilität, Schwere, Langsamkeit und Stumpfheit. Er hat einen schweren Körperbau, ist aber ruhiger und friedlicher als die anderen Typen. Wenn Sie Übergewicht, Allergien oder Bronchitis, eine fettige Haut und eine stabile persönliche Gefühlswelt haben, sind Sie ein Kapha-Typ.

Vata	Pitta	Kapha
trocken	feucht	nass
leicht	schwerer	schwer
schnell	langsamer	langsam
veränderlich	stabiler	sehr stabil
subtil	weniger subtil	grob
rau	glatter	glatt
beweglich	weniger beweglich	stagnierend
scharfkantig	scharf	stumpf
kalt	heiß	kalt
hart	weicher	weich

Diese Gruppen symbolisieren Ordnung im Chaos. Ayurveda lehrt, dass wir alle Materie im Universum (auch unseren Körper) in eine dieser Gruppen einordnen können, je nachdem, welche Attribute überwiegen. Versuchen Sie es. Es hilft Ihnen zu verstehen, wo Sie unausgewogen sind und was Sie brauchen, um wieder ins Gleichgewicht zu kommen.

Körpertypen und die fünf Elemente: Ayurveda lehrt, dass alle Dinge aus fünf Elementen oder materiellen Zuständen bestehen: Äther, Luft, Feuer, Wasser und Erde. Alles im Universum enthält alle fünf Elemente, aber in verschiedenen Anteilen. Äther steht füt die Quelle jeder Materie und überwiegt in weniger dichten Dingen, zum Beispiel im Raum. Luft steht für die gasförmige Materie; sie dominiert in Gasen. Ein Vata-Typ besitzt mehr Attribute von Äther und Luft als andere Typen. Feuer steht für die Kraft der Transformation der Materie. Alles, was Hitze oder Feuer enthält, wird vom Element Feuer beherrscht. Der Pitta-Typ besitzt mehr Attribute des Feuers als andere Typen. Wasser steht für die flüssige Materie. Alle flüssigen Substanzen werden vom Element Wasser regiert. In der festen Materie überwiegt das Element Erde. Der Kapha-Typ wird durch die Attribute von Erde und Wasser geprägt.

Das Element Erde gibt dem Körper seine Struktur und seine festen Teile. Dem Element Wasser verdankt er Blut, Lymphe und Sekrete. Das Element Feuer ist in den Verdauungsenzymen und im Stoffwechsel enthalten. Das Element Luft schenkt uns den Atem, der Äther gibt uns den Geist. Äther und Luft verbinden sich zu Vata; Feuer und Wasser bilden zusammen Pitta; Wasser und Erde formen gemeinsam Kapha.

Ayurveda und Krankheit

Zwischen Ayurveda und der chinesischen Medizin gibt es viele Gemeinsamkeiten. In der chinesischen Medizin liefert uns die Philosophie der polaren Gegensätze Yin und Yang ein Bild des Kosmos. Eine Krankheit entsteht, wenn Yin und Yang im Ungleichgewicht sind. Im Ayurveda diagnostizieren wir zu viel Vata, Pitta oder Kapha. Nach der chinesischen Medizin deutet also Sodbrennen auf Yin-Mangel hin, im Ayurveda auf zu viel Pitta oder Feuer.

Ayurveda und die sechs Phasen der Krankheit

Ayurveda beschreibt auf einzigartige Weise, wie der Körper krank wird. Die sechs Phasen der Krankheit sind: Ansammlung, Verschlechterung, Überlaufen, Verlagerung, Manifestation und Diversifizierung. *Akkumulation* bedeutet, dass sich im lokalen Gewebe Abbauprodukte des Stoffwechsels ansammeln und stauen. Diese Stoffe heißen *ama*, unverdaute Nahrung. Die Abfallprodukte jeder Zelle müssen entfernt werden, damit die Zelle gesund bleibt. Falsche Ernährung, Einflüsse der Jahreszeit, die Lebensweise und andere Belastungen tragen zu Stoffwechselstörungen bei. In diesem Stadium ist die Krankheit am einfachsten zu behandeln, weil sie örtlich begrenzt und noch schwach ist.

Eine *Verschlechterung* tritt ein, wenn das lokale Gewebe wegen der angesammelten Schlacken allmählich seine Funktion einstellt und Druck auf das umliegende Gewebe ausübt. In dieser Phase beginnt die Überlastung der Organe, aber noch ist eine gute Behandlung sehr wirksam.

Wenn ein Glas voll ist, und Sie gießen dennoch Wasser hinein, läuft es über. Das entspricht der nächsten Krankheitsphase, dem *Überlaufen*. Die Gifte fangen an, sich in die benachbarten Gewebe, ins Blut, in die Lymphe und in den Verdauungstrakt auszubreiten. Die Krankheit ist nicht mehr örtlich begrenzt, sondern hat andere Körperteile erfasst. Das ist eine Art Anpassung – der Körper verteilt den Stress.

Im Stadium der *Verlagerung* werden die Symptome deutlicher. Die angesammelten Zellgifte verursachen Kopfschmerzen, Müdigkeit und andere Beschwerden.

Die *Manifestation* ist die Phase, in der wir einen Symptomenkomplex als Arthritis, Asthma, Diabetes oder eine andere Krankheit identifizieren können.

Die *Diversifizierung* ist das Stadium, in dem das jeweilige Ungleichgewicht der Elemente deutlich erkennbar ist. Bei einem Vata-Überschuss weist der Körper die Attribute Kälte, Schmerzen, Verstopfung, Angst und so weiter auf. Symptome wie Fieber, Entzündung und Reizung deuten auf zu viel Pitta hin. Wer zuviel Kapha hat, leidet an Gewichtszunahme, Schwellungen, Lethargie und Krankheiten der Atemorgane. Anhand dieser Symptome können wir herausfinden, wo die Ungleichgewichte liegen und wie sie zu berichtigen sind.

Ayurveda zeigt uns, was uns krank macht, wie wir gesund werden und was wir tun können, um gesund zu bleiben. Eines der wichtigsten

Geschenke des Ayurveda sind die Körpertypen. Kein anderes Heilverfahren kann so vielen Menschen zur Gesundheit verhelfen. In Kapitel 13 finden Sie Fragebögen, mit denen Sie Ihren Körpertyp bestimmen und Disharmonien feststellen können. In Kapitel 14 lernen Sie, wie Sie Ihre Ernährung, Bewegung und Lebensweise an Ihren Körpertyp anpassen und in den für Sie optimalen Zustand der Gesundheit und Fitness gelangen können.

Kapitel 4

Somatische Typologie: Die Körpertypen und ihre Physiologie

Seit Jahrtausenden wissen die Menschen vieler Kulturen, dass bestimmte Persönlichkeitszüge mit bestimmten körperlichen Merkmalen einhergehen. Es gibt drei wichtige Methoden, die Körpertypen einzuteilen: Einmal können wir mit Ayurveda die Körpertypen Vata, Pitta und Kapha unterscheiden. Zweitens können wir den Körper als *ektomorph, mesomorph* oder *endomorph* bezeichnen. Und drittens können wir fragen, ob ein Mensch vom Sympathikus oder von seinem Gegenspieler, dem Parasympathikus, dominiert wird.

Im vorigen Kapitel haben wir bereits die ayurvedischen Körpertypen besprochen. Nun wollen wir untersuchen, wie diese mit den anderen Kategorien der somatischen Typologie zusammenhängen.

Die Physiologie der ayurvedischen Körpertypen

Vata

Das Nervensystem steuert alle Vorgänge im Körper. Es übermittelt Botschaften schnell, energisch und subtil – und das sind Vata-Merkmale. Alle Muskelkontraktionen sind die Folge von Nervenimpulsen, die das Gehirn über das Rückenmark zu den Muskeln schickt. Das muss schnell gehen, und mehrere Muskeln müssen zusammenwirken, wenn wir gehen, stehen oder sprechen. Wird ein Muskel an einer Seite eines Gelenks kürzer, muss ein Muskel an der anderen Seite länger werden. Diese Koordination erfordert exaktes Timing, ebenfalls eine Vata-Eigenschaft.

Vata-Organe:

1. Der Dickdarm ist das wichtigste Vata-Organ und neigt dazu, Vata zu speichern.

2. Die Nieren und die Blase sind Vata-Organe, die das Kapha-Element Wasser ausscheiden.

3. Das Gehirn ist ein Vata-Organ, dessen Hauptaufgabe die Kommunikation zwischen den Körperteilen ist.

Pitta

Das Verdauungssystem bereitet die Nährstoffe so auf, dass der Körper sie verwerten kann. Diese Transformation ist ein Pitta-Merkmal. Die Verdauungssäfte sind heiß, scharf und flüssig, und das sind ebenfalls Pitta-Eigenschaften.

Pitta-Organe:

1. Der Dünndarm ist das wichtigste Verdauungsorgan. Hier sammelt sich Pitta an.

2. Das Herz ist ein Pitta-Organ, das Blut und Nährstoffe durch den Körper befördert.

3. Die Leber und die Gallenblase unterstützen die Verdauung und den Kreislauf. Die Leber produziert Galle, die in der Gallenblase gespeichert wird, bis sie für die Fettverdauung gebraucht wird.

4. Die Milz als Pitta-Organ produziert neue Blutkörperchen und baut alte ab.

Kapha

Die Struktur des Körpers – Muskeln, Faszien, Sehnen, Bänder und Knochen – weist die Stabilität und den Zusammenhalt von Kapha auf.

Kapha-Organe:

1. Der Magen beginnt mit der Eiweißverdauung und ist der wichtigste Kapha-Speicher.

2. Die Lungen und das ganze Atmungssystem sind Kapha-Organe. Sie holen Sauerstoff für die Zellen in den Körper und scheiden Kohlendioxid aus.

3. Die Bauchspeicheldrüse als Kapha-Organ steuert die Verdauung von Kohlenhydraten, Eiweiß und Fett.

Die Doshas in den Zellen

Vata, Pitta und Kapha sind auch in den Zellen aktiv. Vata sorgt für die Verbindung zum Nervensystem und für die Kommunikation mit anderen Zellen durch den Sympathikus und den Parasympathikus. Pitta ermöglicht den Zellstoffwechsel und die Energieproduktion durch die Mitochondrien. Kapha ist die Substanz der Zellen.

Die Physiologie des ektomorphen, mesomorphen und endomorphen Typus

Die Embryologen Sheldon und Dupertuis entdeckten Zusammenhänge zwischen körperlichen und seelischen Merkmalen einerseits und den drei Gewebearten: Ektoderm, Mesoderm und Endoderm andererseits. Wenn wir diese Gewebe als Grundlage der Typologie verwenden, können wir Menschen als ektomorph, mesomorph und endomorph klassifizieren.

Allgemeine Embryologie – so haben wir begonnen

Die Entwicklung des Menschen beginnt mit der Befruchtung der weiblichen Eizelle durch die männliche Samenzelle. Zwischen der vierten und der achten Woche nach der Befruchtung teilt sich die Zelle viele Male, und es entstehen drei unterschiedliche Zellschichten, eben das Ektoderm, das Mesoderm und das Endoderm.

Aus dem *Ektoderm* bilden sich die Gewebe, mit denen wir Kontakt mit der Umwelt aufnehmen: das Zentralnervensystem, das periphere Nervensystem, die Augen und Ohren, Nase, Haut, Haare und Nägel, die Zirbeldrüse, die Schweißdrüsen und der Zahnschmelz.

Aus dem *Mesoderm* entstehen das Bindegewebe, das Herz, Blut- und Lymphzellen, Arterien, Venen, Harn- und Geschlechtsorgane, Nieren, Milz, Nebennieren, Muskeln, Faszien, Knorpel und Knochen.

Das *Endoderm* bringt vor allem den Magen-Darm-Trakt hervor. Später entwickeln sich daraus auch Mandeln, Schilddrüse, Nebenschilddrüse, Thymus, Leber, Bauchspeicheldrüse sowie die Schleimhäute der Atmungsorgane und der Ohren.

Diese drei Gewebe sind nicht bei jedem Menschen gleich verteilt. Manche haben zum Beispiel mehr Muskelmasse oder Fett als andere, oder sie reagieren empfindlicher auf Umweltreize. Wir können Menschen also danach einteilen, welche dieser drei embryonalen Zellschichten bei ihnen überwiegt:

1. Wenn das Ektoderm dominiert (aus dem das Nervensystem entsteht), wird der Körper stark vom Sympathikus beeinflusst, und der Katabolismus (der Abbau von Gewebe) ist ausgeprägt. Diesen Typ nennen wir *ektomorph*.

2. Ist das Mesoderm (aus dem Muskeln und Gefäße entstehen) stärker entwickelt, ist die Muskulatur besonders kräftig. Diesen Typ nennen wir *mesomorph*.

3. Dominiert das Endoderm (aus dem sich die Schleimhaut des Verdauungssystems bildet), überwiegt der Anabolismus (Verdauung und Absorption), und die Folge ist Gewichtszunahme. Dies ist der *endomorphe* Typ.

Die somatische Typologie

Somatisch bedeutet „körperlich". Die somatische Typologie ordnet also bestimmte Eigenschaften einem bestimmten Körpertyp zu: dünn, mittel, schwer; groß, mittelgroß, klein und so weiter. Die Zuordnung zu den embryonalen Geweben verfeinert das System. Dr. William Sheldon beschrieb drei Grundtypen, und der Chiropraktiker Dr. Robert Muller baute auf Sheldons Arbeit auf. In seinem Buch *Autonomics in Chiropractic* vergleicht er Körperstruktur, Biochemie, seelisch-geistige Natur und therapeutische Bedürfnisse der drei Typen und kommt dabei den ayurvedischen Typen Vata, Pitta und Kapha erstaunlich nahe. Die folgende Tabelle setzt diese Typen mit dem ektomorphen, mesomorphen und endomorphen Typ in Beziehung. Mit Hilfe des einen Systems lernen wir auch das andere besser verstehen.

Merkmale des Ektomorphen	Merkmale des Vata-Typs
zart gebaut	unterentwickelter Körperbau
hager, knochig	dünn, knochig
krumme Schultern	vorstehende Gelenke
schmaler, flacher Brustkorb	schmaler, flacher Brustkorb
lange, schlanke Beine	kalte Hände und Füße
vorstehende Gelenke	trockenes Haar, trockene Haut
scharfe, dünne Züge	schnelle Auffassungsgabe
sehr empfindsam	kurzes Gedächtnis
unberechenbar	unruhig, aktiv, spontan
schmerzempfindlich	phantasievoll, empfindsam
Schlafstörungen	Schlafstörungen
chronisch müde	oft Schlaflosigkeit

Häufige Krankheiten des Ektomorphen	Häufige Krankheiten des Vata-Typs
Tachykardie (Herzjagen)	nervöse Störungen
Schilddrüsenüberfunktion	Bluthochdruck
Magenschmerzen	Angst
Arthritis, Rheuma	Muskelkrämpfe
Neuritis	Krämpfe
Herz-Arrhythmie	Schlaflosigkeit
Bluthochdruck	schwache Verdauung
Menstruationsbeschwerden	chronische Schmerzen
Reynaud-Syndrom	
Sklerodermie	
Venenkrankheiten	

Merkmale des Mesomorphen	Merkmale des Pitta-Typs
breiteres Skelett	durchschnittlicher Körperbau
mehr Muskeln	mittlerer Knochenbau
breite Schultern	muskulös
breiter Brustkorb	mittleres Gewicht
sportlich aktiv	guter Appetit
gute Koordination	aggressiv
selbstsicher	intelligent
energisch	kritisch
liebt Abenteuer	mutig

Häufige Krankheiten des Mesomorphen	Häufige Krankheiten des Pitta-Typs
Gastritis	Verdauungsstörungen
Pankreatitis	Geschwüre
Magengeschwüre	Kolitis
Zwölffingerdarmgeschwüre	Gastritis
Enteritis	Sodbrennen
Kolitis	Herzanfälle
Durchfall	Ausschläge
Übelkeit	Akne
Entzündungen	

Merkmale des Endomorphen	Merkmale des Kapha-Typs
breit gebaut	breit gebaut
dicker Hals	nimmt leicht zu
große Hände	schwer
rundlich	ruhig
Fettpolster am Bauch	friedlich
entspannte Haltung	aufgeschlossen
langsame emotionale Reaktion	zufrieden, gefühlvoll
ruhiges, gleichmäßiges Temperament	kann sehr anhänglich sein
hohe Stresstoleranz	
braucht Zuneigung und Anerkennung	

Häufige Krankheiten des Endomorphen	Häufige Krankheiten des Kapha-Typs
Kolitis mit Schleimbildung	Erkältungen im Brustkorb
Ekzeme	Allergien
Heuschnupfen, Allergien	Asthma
Asthma	Diabetes
Ödeme	Übergewicht
Arthritis	chronische Schlaffheit
Katarrh	Atemprobleme
Bronchitis	
Gallensteinleiden	
Kardiospasmus	
Bradykardie (verlangsamte Herztätigkeit)	
Schilddrüsenunterfunktion	
Nephrose	
Migräne	

Das sympathische und das parasympathische Nervensystem

Wir können Menschen auch nach dem dominierenden Teil des autonomen Nervensystems einteilen. Das autonome Nervensystem setzt sich aus dem Sympathikus und dem Parasympathikus zusammen. Diese beiden Systeme regulieren die Körperfunktionen und sind in der Regel nicht willentlich zu beeinflussen.

Stellen wir uns den Körper als hohles Rohr vor. Die äußere Schicht ist die Haut mit den Nerven, den inneren Teil bilden die Verdauungsorgane. Die äußere Schicht entwickelt sich aus dem Ektoderm, die innere aus dem Endoderm. Dazwischen liegt eine Mittelschicht aus Muskeln und Bindegewebe, entstanden aus dem Mesoderm.

Die äußere Schicht des Körpers (Ektoderm) wird von Nervenimpulsen des Sympathikus aktiviert, die innere Schicht (Endoderm) vom Parasympathikus. Der somatische (willkürliche) Teil des Nervensystems aktiviert die mittlere Schicht (Mesoderm). Wird eine Schicht stimuliert, wird eine andere gehemmt. Wenn die ektodermen Gewebe aktiviert werden, schalten die endodermen einen Gang zurück und umgekehrt. Dieses heikle Gleichgewicht aus Aktivierung und Hemmung nennen wir *Homöostase.*

Das autonome oder vegetative Nervensystem sorgt für das Gleichgewicht zwischen den Körperorganen. Wenn wir das Gleichgewicht durch sympathische oder parasympathische Stimulation stören, treten funktionelle Symptome auf. Das Leben ist ein unaufhörliches Streben nach dem flüchtigen Gleichgewicht. Wenn wir es erreichen, können wir es nicht lange festhalten. Auf allen Ebenen des Körpers und der Seele herrscht ein ständiger Wechsel zwischen Aktivität und Ruhe. Der Körper kann nicht lange in einem der beiden Zustände bleiben. Der Tätigkeit muss die Ruhe folgen, der Systole die Diastole. Das Herz schlägt, dann erholt es sich. Muskeln kontrahieren, dann entspannen sie sich. Wir schlafen, dann wachen wir auf. Die Zellen und der Stoffwechsel schwingen vom Anabolismus (Aufbau von Geweben) zum Katabolismus (Abbau von Geweben).

Körperliche oder geistig-seelische Spannungen beschleunigen den Abbau von Geweben, weil sie den Sympathikus stimulieren. Wir spüren diese Spannungen auch in der Muskulatur. Die Folge ist, dass die unwillkürlichen Muskeln der inneren Organe erschlaffen und die Verdauung sich verlangsamt. Wenn wir schlafen oder essen, entspannen sich die Skelettmuskeln und die unwillkürliche Muskulatur der Organe wird aktiviert, damit der Körper verdauen und ausscheiden kann.

Unter bestimmten Bedingungen, etwa bei starkem Stress, dominiert der Sympathikus und der Parasympathikus wird gehemmt. Wenn Sie vor einem Tiger weglaufen, ist das Überleben wichtiger als alles andere. Darum kümmert der Körper sich nicht um die Verdauung, sondern vorrangig um das Muskel- und Skelettsystem. Der Sympathikus regt die Nebennieren an, die Hormone Norepinephrin und Epinephrin abzusondern, die den Magen-Darm-Trakt hemmen, die Blutgefäße zusammenziehen und den Puls beschleunigen – alles Vata-Wirkungen. Der Körper setzt Adrenalin frei, erhöht den Herzschlag und die Atemfrequenz, beschleunigt den Stoffwechsel und bremst die Peristaltik des Darmes. Jetzt brauchen Sie Ihre ganze Energie, um zu fliehen.

Wenn der Körper entspannt ist, geschieht das genaue Gegenteil: Der Parasympathikus übernimmt das Kommando und verlangsamt den Herzschlag und den Stoffwechsel. Die Pupillen werden enger, die Verdauungsorgane arbeiten energisch, die Peristaltik und die Produktion von Verdauungsenzymen nehmen zu. Die folgende Liste fasst die beschriebenen Reaktionen zusammen:

Wenn der Sympathikus dominiert:
- die Pupillen weiten sich
- die Augäpfel treten vor
- die Enzymproduktion lässt nach
- die Speichelabsonderung lässt nach
- die Tränenproduktion lässt nach
- die Schleimabsonderung in der Nase und im Rachen lässt nach
- die Verdauungsorgane arbeiten unregelmäßig
- die Verdauungsorgane bewegen sich weniger
- die Peristaltik lässt nach
- die Schließmuskeln kontrahieren
- die Nebennierenproduktion erhöht sich
- die Schilddrüsenproduktion erhöht sich
- der Stoffwechsel wird beschleunigt
- die Muskeln zittern ein wenig
- der Puls wird schneller
- die Urinproduktion sinkt

Wenn der Parasympathikus dominiert:
- die Pupillen verengen sich
- die Augen entspannen sich
- die Enzymproduktion nimmt zu
- die Speichelabsonderung nimmt zu
- die Tränenproduktion nimmt zu
- die Schleimabsonderung in der Nase und im Rachen nimmt zu
- die Verdauungsorgane arbeiten langsamer, aber ständig
- die Verdauungsorgane bewegen sich langsam, aber regelmäßig
- die Peristaltik nimmt zu
- die Schließmuskeln entspannen sich
- die Nebennierenproduktion wird gehemmt
- die Schilddrüsenproduktion wird gehemmt
- der Stoffwechsel verlangsamt sich
- das Nervensystem beruhigt sich
- die Herzfrequenz sinkt
- die Schleimabsonderung in der Bronchien nimmt zu
- der Blutzuckerspiegel steigt

Wenn bei Ihnen der Sympathikus dominiert, sind Sie ein ektomorpher oder Vata-Typ. Haben Sympathikus und Parasympathikus etwa den gleichen Einfluss, sind Sie ein mesomorpher oder Pitta-Typ. Und wenn der Parasympathikus in der Regel die Oberhand hat, sind Sie ein endomorpher oder Kapha-Typ.

- Beim ektomorphen oder Vata-Typ ist der Sympathikus besonders aktiv. Die möglichen Folgen zeigt die obige Liste.
- Beim mesomorphen oder Pitta-Typ arbeiten Sympathikus und Parasympathikus meist ausgewogen zusammen. Dieser Typ ist daher kräftiger als der Vata-Typ und hat ein leistungsfähigeres Verdauungssystem.
- Beim endomorphen Kapha-Typ dominiert der Parasympathikus. Die möglichen Folgen zeigt die obige Liste.

Übersicht der Körpertypen und ihrer Physiologie

Die drei ayurvedischen Haupttypen sind Vata, Pitta und Kapha. Sie sind der somatischen Typologie von Sheldon – ektomorph, mesomorph und endomorph – recht ähnlich, ebenso der Einteilung nach Sympathikus- oder Parasympathikus-Dominanz. Wenn wir die physiologischen Merkmale dieser Typen kombinieren, erhalten wir ein umfassenderes Bild:

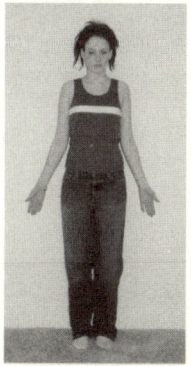

Stoffwechseltyp I:
Vata, ektomorph, vom Sympathikus dominiert

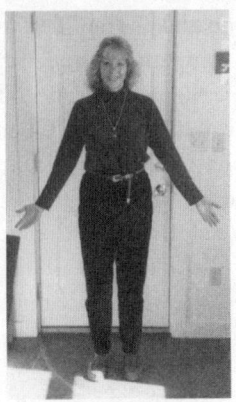

Stoffwechseltyp II:
Pitta, mesomorph, Gleichgewicht zwischen Sympathikus und
Parasympathikus

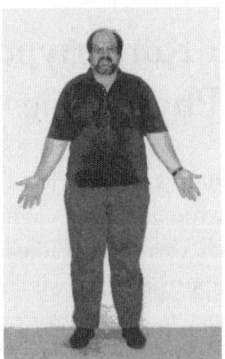

Stoffwechseltyp III:
Kapha, endomorph, vom Parasympathikus dominiert

Vergleich der Hauptmerkmale der Stoffwechseltypen

	Stoffwechsel-typ I	Stoffwechsel-typ II	Stoffwechsel-typ III
ayurvedisch	Vata	Pitta	Kapha
embryologisch	ektomorph	mesomorph	endomorph
physiologisch	katabolisch	umwandelnd	anabolisch
neurologisch	vom Sympathikus dominiert	ausgeglichen aktiviert	vom Parasympathikus dominiert
biochemisch	saure Gewebe	ausgewogen (ionisch)	alkalische Gewebe
psychologisch	begeistert, ängstlich	aggressiv, entschlossen	ruhig, friedlich, lethargisch
konstitutionell	schlank/dünn	normal, muskulös	stämmig, schwer

Häufige Krankheiten der Stoffwechseltypen

Stoffwechseltyp I	Stoffwechseltyp II	Stoffwechseltyp III
Tachykardie	–	Bradykardie
Schilddrüsen-überfunktion	–	Schilddrüsen-unterfunktion
Dickdarmkrämpfe	Kolitis	schleimbildende Kolitis
Magenschmerzen	Sodbrennen, Geschwüre	–
Nervenstörungen	Leber/Gallenblasen-Leiden	Beschwerden der Atemorgane und der Bauchspeicheldrüse
Hyperadrenie	–	Hypoadrenie

Stoffwechseltyp I	Stoffwechseltyp II	Stoffwechseltyp III
Arthritis	Entzündungen	–
Bluthochdruck	Bluthochdruck	niedriger Blutdruck
Menstruations-beschwerden	Krämpfe	Menorrhagie
Verstopfung	Durchfall	–
Schlaflosigkeit	–	–
unregelmäßige Verdauung	–	–
Anorexie	–	Übergewicht
Störungen des Eiweißstoffwechsels	Störungen des Fettstoffwechsels	Störungen des Kohlen-hydratstoffwechsels

Zusammenfassung

Im Laufe der Zeit haben viele Kulturen die Menschen in bestimmte „Typen" eingeteilt. Dem Ayurveda verdanken wir die Typen Vata, Pitta und Kapha, die den modernen ektomorphen, mesomorphen und endomorphen Typen entsprechen und sich auch den beiden Teilen des autonomen Nervensystems zuordnen lassen.

Die Physiologie des Vata-Typs gleicht der des ektomorphen, vom Sympathikus dominierten Typs. Die Physiologie des Kapha-Typs gleicht der des endomorphen, vom Parasympathikus dominierten Typs. Die Physiologie des Pitta-Typs gleicht der des mesomorphen Typs, bei dem Sympathikus und Parasympathikus ausgewogen zusammenarbeiten.

Kapitel 5

Biologische Steuerungssysteme und ihre Funktionsbereiche

Die Physiologie versucht zu erklären, wie der Körper arbeitet und welche biochemischen und physischen Voraussetzungen vorliegen müssen, damit Leben sich entwickeln kann. Guytons *Textbook of Medical Physiology*[5] stellt dazu fest: „Die Tatsache, dass wir am Leben bleiben, entzieht sich fast unserem Einfluss, denn der Hunger zwingt uns, nach Nahrung zu suchen, und Furcht zwingt uns, einen Unterschlupf zu suchen. Wenn uns kalt ist, suchen wir Wärme, und andere Kräfte veranlassen uns, Freunde zu suchen und uns fortzupflanzen. Insofern ist der Mensch ein Automat." Das heißt nicht, dass wir Maschinen sind, sondern dass wir zu einem großen Teil von automatischen Reflexen gesteuert werden. Diese Reflexe halten uns am Leben, ohne dass wir über sie nachdenken müssen. Aber die meisten Krankheiten und Symptome beeinflussen diese Reflexe, und darum ist es so wichtig, dass unsere Lebensweise sich nach dem Körpertyp richtet.

Wie der Organismus arbeitet

Der Körper besteht aus etwa 100 Billionen Zellen. Obwohl sie unterschiedliche Funktionen haben, ist ihnen vieles gemeinsam. In jeder Zelle verbindet sich Sauerstoff mit den Produkten des Kohlenhydrat-, Eiweiß- und Fettstoffwechsels und setzt die Energie frei, die eine Zelle zum Leben braucht.

Die extrazelluläre und die intrazelluläre Flüssigkeit

Die Flüssigkeit außerhalb der Zelle nennen wir extrazellulär, die Flüssigkeit in der Zelle nennen wir intrazellulär. Der Verdauungsprozess zerlegt die großen Moleküle der Kohlenhydrate, Eiweiße und Fette in Teilchen, die in die extrazelluläre Flüssigkeit und mit ihr ins Innere der Zelle gelangen. In der Zelle findet also ein ständiger Austausch der Flüssigkeiten statt.

Die extrazelluläre Flüssigkeit enthält Nährstoffe für den Zellstoffwechsel, zum Beispiel Sauerstoff, Aminosäuren, Fettsäuren und Glukose, aber auch Natrium, Chlorid und Bikarbonat-Ionen sowie Kohlendioxid, ein Abfallprodukt des Zellstoffwechsels. Die intrazelluläre Flüssigkeit enthält Ionen von Kalium, Magnesium und Phosphat. Am Austausch dieser Nährstoffe sind mehrere verschiedene Transportmechanismen beteiligt.

Die Homöostase

Homöostase nennen wir das innere Gleichgewicht, nach dem der Körper strebt, um gesund zu bleiben. Guyton schreibt dazu: „Im Wesentlichen erfüllen alle Organe und Gewebe des Körpers Aufgaben, die zu diesem Gleichgewicht beitragen. Die Lungen liefern der extrazellulären Flüssigkeit beispielsweise Sauerstoff, um den Sauerstoff zu ersetzen, den die Zellen verbrauchen. Die Nieren sorgen für konstante Ionenkonzentrationen, und der Magen-Darm-Trakt liefert Nährstoffe." Die Homöostase ist unser wichtigstes Steuerungssystem. Ohne sie arbeitet der Organismus zunächst schlecht und nach einiger Zeit gar nicht mehr. Die Homöostase ist ein Teil der ganzheitlichen Philosophie, die lehrt, dass alle Dinge miteinander verbunden sind.

Die neurale Steuerung

Das Nervensystem besteht aus drei Teilen: aus dem Zentralnervensystem, den sensorischen Nerven, die Sinneseindrücke empfangen, und den motorischen Nerven, die Muskeln aktivieren oder hemmen. Das Zentralnervensystem besteht aus dem Gehirn und dem Rückenmark, das sensorische System aus Rezeptoren in den Augen, den Ohren, der Nase und der Haut. Diese Rezeptoren liefern dem Zentralnervensystem unaufhörlich Informationen, und dieses verarbeitet sie und reagiert darauf, indem es über die motorischen Nerven Signale an die Muskeln schickt.

Das autonome oder vegetative Nervensystem steuert einen großen Teil des Nervensystems. Man teilt es in das sympathische und parasympathische Nervensystem ein (siehe Kapitel 4). Im Wesentlichen ist es für alle Körperfunktionen zuständig, die wir nicht willkürlich beeinflussen können. Es steuert die inneren Organe, unter anderem den Herzschlag und die Ausscheidung von Schlacken. Dieses unglaubliche Nervensystem hält den Körper zusammen und ermöglicht die innere Kommunikation. Im Ayurveda symbolisieren die Vata-Attribute *leicht, subtil, schnell* und *wandelbar* das Nervensystem. Nervöse Symptome deuten auf einen ein Ungleichgewicht von Vata hin.

Die hormonale Steuerung

Acht wichtige endokrine Drüsen sondern chemische Körperflüssigkeiten ab, die wir Hormone nennen. Das Nervensystem steuert vor allem die Muskulatur und die anderen Sekrete, das Hormonsystem regiert den Stoffwechsel. Die extrazelluläre Flüssigkeit befördert die Hormone in den ganzen Körper, so dass sie jede Zelle erreichen. Die Bauchspeicheldrüse produziert Insulin, das den Kohlenhydratstoffwechsel steuert. Die Schilddrüse bildet ein Hormon, das die Stoffwechselrate aller Zellen beeinflusst. Die Nebennieren stellen ein Hormon her, dass den Kalium-, Natrium- und Eiweißstoffwechsel reguliert. Das Hormon der Nebenschilddrüsen beeinflusst den Kalziumgehalt der Knochen.

Im Ayurveda ist der Kohlenhydratstoffwechsel ein Kapha-Effekt, die Stoffwechselrate der Zellen ein Vata- und Pitta-Effekt, der Eiweiß-, Kalium- und Natriumstoffwechsel ein Pitta-Effekt und der Kalziumgehalt der Knochen ein Kapha-Effekt. Ich benutze die Ausdrücke „Vata-Effekt" usw., um jene Symptome, Zustände und allgemeinen Tendenzen zu beschreiben, die einem bestimmten Körpertyp eigen sind.

Zusammenfassung der automatischen Körperfunktionen

Der Körper arbeitet gut, auch ohne unser bewusstes Zutun. Er ist eine Symbiose aus 100 Billionen Zellen mit vielen unterschiedlichen Funktionen, die eine Einheit bilden und harmonische innere Bedingungen schaffen, so dass sie überleben können. Jede Zelle profitiert von der Gesundheit anderer Zellen, und darum können wir nicht gesund sein, wenn auch nur ein Teil des Körpers krank ist. Daraus folgt, wenn ein System gestört ist, dass die Störung allmählich auf alle anderen übergreift. Nach einiger Zeit leiden alle Zellen und degenerieren schließlich. Eine extreme Funktionsstörung führt zum Tod.

Kapitel 6

Das Prinzip der Verdauung

Das Prinzip der Verdauung ist ganz einfach: *Was wir zu uns nehmen, das werden wir.* Was wir verdauen können, macht uns stark, was wir nicht verdauen können, schwächt uns. Schwächen werden als Symptome und Krankheiten sichtbar.

Die Nährstoffe, die wir zum Leben brauchen, sind Eiweiß, Kohlenhydrate und Fett. Sie werden von den Verdauungsorganen zerlegt, da wir sie nicht so absorbieren können, wie sie sind. Was nicht zerlegt werden kann, ist also nutzlos und kann uns krank machen. Nach dem Ayurveda entstehen Krankheiten – vor allem chronische Krankheiten —, wenn sich *ama* (Giftstoffe) ansammeln. Die ayurvedische Therapie *pancha karma* („fünf Maßnahmen") hilft, diese Schlacken zu beseitigen. Pancha Karma ist eine vollständige, 5000 Jahre alte ayurvedische Therapie, die fünf bis sieben Tage dauert und eine reinigende und verjüngende Wirkung hat. Wenn Kranke vor Tausenden von Jahren eine Entschlackung brauchten, dann brauchen wir sie erst recht, da Luft, Wasser und Nahrung vergiftet sind.

Verdauung und Gesundheit

Die Aufgabe des Magen-Darm-Trakts besteht darin, den Körper mit Wasser, Nährstoffen und Elektrolyten zu versorgen. Dazu muss er 1. Nahrung durch den Körper befördern, 2. Nahrung mit Enzymen verdauen, 3. das Verdaute absorbieren, 4. die Nährstoffe durch das Blut zu den Zellen transportieren, 5. die Abfallprodukte der Verdauung ausscheiden.

Der einfachste Weg der Nahrung durch den Verdauungstrakt sieht folgendermaßen aus: Wir stecken Nahrung in den Mund und kauen sie. Dabei sondern die Speicheldrüsen ein Enzym namens *Ptyalin* ab, das mit der Zuckerverdauung beginnt. Wenn wir einen Bissen schlukken, wandert er durch die Speiseröhre in den Magen, der *Salzsäure* (HCl) produziert und mit der Eiweißverdauung anfängt. Außerdem sondert er *Pepsin* ab, das die Eiweißverdauung im Dünndarm fortsetzt. Dort zerlegen weitere Enzyme, in der Bauchspeicheldrüse hergestellt, die Nahrung in immer kleinere Teile, die schließlich durch die Dünndarmwand ins Blut gelangen. Das Blut verteilt die Nährstoffe im ganzen Körper, und der Dickdarm scheidet die unverdaulichen Nahrungsbestandteile aus.

Verdauen heißt somit, große Dinge kleiner machen, so dass das Blut sie aufnehmen und zu den Zellen bringen kann. Enzyme sind Chemikalien im Verdauungstrakt, die Eiweiß, Kohlenhydrate und Fett zerlegen, aus denen Nahrungsmittel hauptsächlich bestehen. Wie sind diese organischen Verbindungen nun zusammengesetzt?

Eiweiß oder **Protein** besteht aus Aminosäuren, die von Peptiden miteinander verbunden werden. Die Enzyme zerlegen das Eiweiß zunächst in lange, dann in immer kürzere Aminosäureketten.

Kohlenhydrate bestehen aus miteinander verbundenen Glukosemolekülen. Die großen Moleküle werden in immer kleinere und schließlich in einzelne Glukosemoleküle zerlegt, die das Blut aufnehmen kann.

Fett setzt sich aus Fettsäuren und Triglyceriden zusammen. Die Enzyme trennen beide Bestandteile voneinander, und das Fett gelangt in die Lymphe.

Verdauung und Stoffwechsel

Als Verdauung bezeichnen wir das mechanische und chemische Zerlegen der Nahrung in einfache Moleküle, die der Körper aufnehmen und zu den Zellen transportieren kann. Was dann in den Zellen mit ihnen geschieht, nennen wir *Stoffwechsel*. Erst die chemischen Veränderungen in der Zelle machen das Leben möglich. Die Zelle nimmt auf, was sie durch Verdauung und Absorption bekommt, und wandelt es in etwas für den Körper Nutzbares um. Das ist der Stoffwechsel.

Eiweiß, Kohlenhydrate und Fett sind energiehaltige Nährstoffe, die in den Zellen oxidiert werden. Dieser Vorgang setzt noch größere Energiemengen frei, die unsere physiologischen Funktionen in Gang halten. Wir brauchen Energie für jede körperliche Tätigkeit von der Muskelkontraktion bis zur Hormonproduktion. Mit anderen Worten: Die Zellen verbrennen Glukose und nutzen die dadurch erzeugte Energie, um gesund und fit zu bleiben.

Wofür brauchen wir Nahrung?

Die Nahrung enthält Rohstoffe, die unsere Zellen brauchen. Im Idealfall ist unsere Nahrung gesund und wird vollständig verdaut (in kleinste Teile zerlegt), damit der Körper sie ganz absorbieren kann. Ungesunde Nahrungsmittel wie Pizza oder Bier sollten nur einen sehr kleinen Teil unserer Kost ausmachen – am besten gar keinen. Aber der Idealzustand kommt selten vor.

Gibt es gute und schlechte Nahrungsmittel?

Was für Sie gut ist, kann für andere schlecht sein, auch wenn in Büchern und Zeitschriften etwas anderes steht. Ich habe zum Beispiel fast 25 Jahre lang Sojaprodukte gegessen, nachdem ich Vegetarier wurde. Das ist für viele Menschen eine gute Nahrung, aber nicht für mich – darum wurde ich dagegen allergisch. Allergien können entstehen, wenn wir ein Nahrungsmittel nicht vollständig verdauen. Da ich Sojaprodukte nicht verdauen und absorbieren konnte, belastete ich damit meinen Organismus, und die Folge war chronische Müdigkeit. Andere Menschen leiden vielleicht an Kopfschmerzen, Hals- und Rückenschmerzen, Atemnot oder Übelkeit, wenn sie bestimmte Speisen essen.

Als ich aufhörte, Sojaprodukte zu essen, verschwand die Müdigkeit und kehrte nie mehr zurück (es sei denn, ich esse etwas, was Soja enthält).

Eine Nahrungsmittelallergie oder eine Überempfindlichkeit gegen bestimmte Stoffe ist die Folge, wenn der Körper etwas nicht verarbeiten kann, was wir zu uns nehmen. Selbst wenn die Nahrung allgemein als „gut" angesehen wird, sind negative Reaktionen möglich. Was für einen Vata-Typ gut ist, muss nicht für einen Kapha-Typ gut sein.

Gibt es eine richtige Ernährung für alle?

Die Antwort lautet: Ja, es gibt für alle eine richtige Ernährung – aber es gibt keine bestimmte Ernährungsweise, die für alle richtig wäre. Manche Menschen verdauen bestimmte Nahrungsmittel schlechter als andere, oder sie sind sogar allergisch gegen ganze Nahrungsgruppen wie Milchprodukte, Fleisch oder Getreide. Zum Glück können Sie herausfinden, welche Ernährungsweise am besten zu Ihrer Fähigkeit passt, Eiweiß, Kohlenhydrate und Fett zu verdauen.

Gibt es eine einfache Methode, gesund zu werden?

Nein – aber eine etwas komplizierte gibt es. Sie ist kompliziert, weil wir es nicht gewöhnt sind, so zu denken. Sobald wir uns jedoch an unbekannte Wörter wie Vata, Pitta und Kapha oder ektomorph, mesomorph und endomorph gewöhnt haben, verstehen wir ohne Mühe, was gemeint ist. Diese Methode bietet ein individuelles Ernährungsprogramm für alle Körpertypen. Das Programm besteht aus Grundsätzen und praktischen Maßnahmen für jeden Typ, und es hilft, den Körper gesund zu machen.

Werden Sie also gesund, wenn Sie das Programm befolgen? Vielleicht ja; aber es kann auch sein, dass Sie nur gesünder werden, als Sie jetzt sind. Auf jeden Fall basiert das Programm auf den Bedürfnissen Ihres Körpertyps und führt Sie in die richtige Richtung.

Das Prinzip der Verdauung verstehen

Das Prinzip der Verdauung verlangt, dass wir wissen, was wir leicht verdauen können. Um das herauszufinden, müssen Sie Ihre genetische Veranlagung kennen. Ein Vata (Stoffwechseltyp I) verdaut Eiweiß schwerer als ein Pitta (Stoffwechseltyp II) oder Kapha (Stoffwechseltyp III). Darum ist das Verhältnis zwischen Kohlenhydraten, Fett und Eiweiß beim optimalen Ernährungsprogramm des Vata-Typs anders als beim Kapha- oder Pitta-Typ.

Wie viel Eiweiß, Kohlenhydrate oder Fett wir leicht verdauen können, hängt aber nicht nur vom Körpertyp ab, sondern auch von Ungleichgewichten. Ein Vata-Typ sollte weniger Eiweiß essen und dennoch versuchen, seine Eiweißverdauung und -absorption zu verbessern. Ein Pitta-Typ sollte weniger Fett zu sich nehmen, aber versuchen, mehr fettverdauende Enzyme zu bilden. Ein Kapha-Typ muss den Zukkerkonsum einschränken und trotzdem seine Fähigkeit verbessern, Zukker und Stärke zu verdauen. Sobald Sie wissen, was für Sie leicht verdaulich ist, können Sie Ihre Ernährung umstellen. Die Fragebögen in Kapitel 13 helfen Ihnen dabei, Ihren Körpertyp herauszufinden.

Kapitel 7

Die Funktion der Enzyme für Verdauung und Gesundheit

In Kapitel 6 habe ich die Grundzüge der Verdauung beschrieben: 1. Nahrung wird durch den Körper befördert. 2. Enzyme verdauen sie. 3. Das Verdaute wird absorbiert. 4. Das Blut bringt die Nährstoffe zu den Zellen. 5. Abfallprodukte werden ausgeschieden. Nun wollen wir uns die Zerlegung der Nahrung und mögliche Pannen bei diesem Vorgang genauer ansehen.

Die Eiweißverdauung

Ohne Eiweiß können wir nicht leben. Eiweiß ist ein wichtiger Nahrungsbestandteil, der aus vielen miteinander verbundenen Aminosäuren besteht. Die Form der Aminosäuren und die Art ihrer Bindung verleihen ihnen ihre physikalischen und chemischen Eigenschaften.

Der Magen ist verantwortlich für die Eiweißverdauung und gilt als Hauptbereich für die Ansammlung von Kapha. Wenn Nahrung in den Magen gelangt und seine Wände dehnt, sondern spezielle Magenzellen, die Parietalzellen, Salzsäure (HCl) ab. Diese senkt den pH-Wert von normalen 5-6 auf 2-3. Das ist sehr sauer. HCl reduziert Pepsinogen zu Pepsin, und dieses Enzym fängt damit an, die langen Ketten der Aminosäuren in immer kürzere zu zerlegen. Pepsin wird inaktiv, wenn der pH-Wert über 5 steigt. Darum verschlechtert sich die Eiweißverdauung bei Salzsäuremangel (Reduktion ist eine Vata-Wirkung).

Eiweiß besteht aus miteinander verbundenen Aminosäuren: AS + AS + AS + AS. Um Aminosäuren zu verdauen, so dass der Körper sie verwerten kann, müssen sie getrennt werden. Wenn Wasser vorhanden ist, spaltet das Pepsin die Aminosäuren, und zurück bleiben zwei getrennte Aminosäuren, von denen eine mit einem Wasserstoffmolekül (H) und eine mit einem Hydroxylmolekül (OH) verbunden ist. Jetzt können die Zellen die Aminosäuren verwerten: **AS + AS/Pepsin/H2O = AS mit (H) und AS mit (OH).** Wichtig ist auch die Fähigkeit des Pepsins, Kollagen zu verdauen, einen Bestandteil des tierischen Gewebes. Das schafft kein anderes Enzym, und darum können wir Eiweiß nicht vollständig verdauen, wenn wir zu wenig Pepsin produzieren. Da Menschen mit Pepsinmangel Probleme mit Fleisch und anderem Eiweiß haben, sind sie natürliche Vegetarier. Im Ayurveda gilt eine unvollständige Eiweißverdauung als Vata-Effekt und eine der wichtigsten Krankheitsursachen.

Es kann also durchaus sein, dass Sie zwar genug Eiweiß essen, aber es nicht verdauen können, weil es Ihnen an Pepsin fehlt. Der Satz „Du bist, was du isst" gilt in diesem Fall nicht ganz. Richtig wäre: *„Du bist, was du verdauen kannst".* Was Sie nicht verdauen, endet im Körper als Gift und macht Sie krank. Ayurveda betrachtet Krankheiten als Folge unvollständiger Verdauung.

Pepsin setzt den Verdauungsprozess in Gang, indem es die Nahrung zerlegt. Die Eiweißverdauung spielt sich zum größten Teil im Dünndarm ab. Dort werden die vom Pepsin vorbereiteten größeren Proteine in Proteosen, Peptone und Polypeptide gespalten. Die Enzyme Trypsin, Chymotrypsin, Carboxpolypeptidase und Proelastase zerlegen diese Eiweißverbindungen dann in Polypeptide und Aminosäuren, die ihrerseits vom Enzym Peptidase weiter zerlegt werden.

Hoffentlich schlafen Sie nicht ein, wenn Sie diese komplizierten Wörter und Bandwurmsätze lesen! Wichtig ist nur, dass der Magen mit der Eiweißverdauung beginnt und der Dünndarm sie abschließt. Wir verdauen jedoch nur einen kleinen Teil der Proteine in der Mitte des Dünndarms. Die Mikrovilli, feine Härchen an der Darmwand, enthalten Enzyme, die zum Schluss Dipeptidase in Aminosäuren spalten. Nach Guyten werden 99 Prozent der Endprodukte dieser Eiweißverdauung als Aminosäuren absorbiert. Aber der Darm nimmt auch einige größere Peptidmoleküle und sogar ganze Proteine auf, und „selbst diese wenigen Eiweißmoleküle können bisweilen schwere Allergien oder Störungen des Immunsystems auslösen". Genau das lehrt auch Ayurveda.

Die Fettverdauung

Fette und Öle sind ein wesentlicher Teil unseres Lebens. Wir müssen ein wenig tiefer bohren, um zu verstehen, wie sie sich unterscheiden und warum wir sie anders verdauen. Bei Zimmertemperatur ist ein Fett fest, ein Öl flüssig, weil die Moleküle unterschiedlich angeordnet sind. Fett und Öl bestehen aus drei Fettsäuremolekülen, die mit einem Glycerinmolekül verbunden sind: FS + FS + FS + GLY. In dieser Form nennen wir sie Triglyceride. Das sind Bausteine der Zellstruktur und Vorstufen für andere chemische Substanzen im Körper wie Prostaglandin, das wir für die Gehirnzellen, Nebennieren und Hoden brauchen. Die Form eines Moleküls entscheidet darüber, was es im Körper tut. Darum können ungesättigte Fette heilen und gesättigte töten.

Der Fettanteil der Fettsäurekette besteht aus miteinander verbundenen Kohlenstoff- und Wasserstoffatomen, die „wasserscheu" sind wie das trockene Vata. Der saure Anteil wird dagegen von Wasser angezogen und entspricht damit dem feuchten Kapha. Dieser unterschiedliche Aufbau bestimmt über die Wirkungseigenschaften der Fettsäuren. Auch die Länge einer Fettsäure hat Einfluss auf ihre Wirkung im Körper. Je kürzer eine Kette ist, desto leichter können wir sie verdauen, weil sie die Leber weniger belastet als eine lange Kette. Kurzkettige Fettsäuren liefern Kalorien, Energie und Wärme. Wenn sie gesättigt sind, helfen sie beim Bau der Zellmembran und werden als Fett gespeichert. Sie sind vor allem in Butter und Milchfett enthalten. Die langkettigen gesättigten Fettsäuren im Fleisch sind klebrig und verklumpen; daher können sie Blutgerinnsel, Herz- und Gefäßkrankheiten, Diabetes und Atherosklerose verursachen.

Udo Erasmus weist in seinem Buch *Fats that Heal, Fats that Kill*[6] darauf hin, dass ein Mangel an bestimmten Fettsäuren, zum Beispiel Linolsäure, zu Haarausfall, starkem Wasserverlust, ausgetrockneten Drüsen, Sterilität bei Männern, Fehlgeburten und Arthritis führen kann – die gleiche Wirkung wird Vata zugeschrieben. Ein Mangel an Alpha-Linolensäure verursacht Bluthochdruck, Verklumpung der Blutplättchen, Entzündungen und Ödeme – das sind die Wirkungen von Kapha.

Linolsäure ist eine mehrfach ungesättigte Fettsäure der Omega-6-Gruppe und ist vor allem in Färberdistel-, Sonnenblumen-, Kürbiskern-, Lein- und Sesamöl enthalten. Alpha-Linolensäure gehört zu den

Omega-3-Fettsäuren, die Erasmus als „superungesättigt" bezeichnet. Enthalten ist sie in Soja-, Hanfsamen- und Leinöl sowie in Bohnen, Walnüssen und dunkelgrünen Blättern. Erasmus erläutert:

„Der Körper benutzt ungesättigte essenzielle Fettsäuren, um Membranen zu bilden, ein elektrisches Potenzial aufzubauen und elektrische Ströme zu erzeugen. Er kann sie auch verbrennen, um Energie zu gewinnen ... Die daraus entstehenden stark ungesättigten Moleküle haben Aufgaben in allen Zellen, vor allem in wichtigen Organen: Gehirn, Sinnesorgane, Nebennieren und Hoden."

Im Ayurveda gehören Fette zu den wichtigsten Arzneien bei Vata-Überschuss, der auch mit den elektrischen Systemen des Körpers in Verbindung steht. Um das zu verstehen, wollen wir einmal den Weg der Fette durch den Körper verfolgen.

Wenn wir fetthaltige Nahrung essen, wird ein sehr kleiner Teil im Mund verdaut. Wir schlucken das Essen, und es gelangt in den Magen, der zwar Eiweiß, aber ebenfalls sehr wenig Fett verdaut. Fett ist im sauren Milieu des Magens schwer verdaulich, aber im alkalischen Dünndarm wird es rasch abgebaut. Zunächst wird es im Zwölffingerdarm, dem ersten Teil des Dünndarms, emulgiert. Da der Dünndarm nur etwa zehn Gramm Fett je Stunde verdauen kann, haben wir nach einer fettreichen Mahlzeit das Gefühl, die Verdauung sei langsam und träge.

Die Fettverdauung läuft in mehreren Phasen ab. Zuerst wird der Nahrungsbrei im Dünndarm mit Galle vermischt, einem Lebersekret, das aus Cholesterin besteht und in der Gallenblase gesammelt wird. Enthält das Essen Fett, gibt die Gallenblase an den Dünndarm Galle ab, die Fett in winzige Tröpfchen spaltet. Da wir Galle brauchen, um Fett zu verdauen, ändert sich die Verdauung, wenn die Gallenblase operativ entfernt wird: Die Darmwand kann dann kein Fett aufnehmen, weil die Lipase, das in der Bauchspeicheldrüse produzierte Enzym am Ende der Fettverdauung, nicht in der Lage ist, die großen Fetttropfen zu spalten – dazu wird Galle benötigt. Die emulgierten Fetttröpfchen haben eine relativ große Oberfläche, so dass die Lipase sie besser zerlegen kann.

Die Verdauung der Kohlenhydrate

Im Essen sind hauptsächlich drei Arten von Kohlenhydraten enthalten: Sukrose (einfacher, kurzkettiger Zucker), Laktose (Milchzucker) und Maltose. Kohlenhydrate bestehen aus Einfachzuckern (Glukosemolekülen) in unterschiedlichen Verbindungen. Ein Einfachzucker, auch Monosaccharid genannt, ist ein Glukosemolekül. Disaccharide haben zwei Glukosemoleküle, und Polysaccharide haben viele miteinander verbundene Glukosemoleküle. Sukrose ist ein Disaccharid aus Glukose und Fruktose. Wir kennen sie vor allem als Rohrzucker. Laktose ist ein Disaccharid in der Milch. Maltose ist ein Disaccharid, das im Bier enthalten ist. Stärke ist der komplexeste Zucker, also ein Polysaccharid. Getreide und die meisten pflanzlichen Nahrungsmittel enthalten Stärke.

→ Sukrose = Fruktose und Glukose
→ Laktose = Galaktose und Glukose
→ Maltose = Glukose und Glukose

Der Körper kann ausschließlich Glukose als Brennstoff verwenden. Nur Glukose gelangt in die Zellen, die sie verbrennen. Alle anderen Kohlenhydrate müssen zu Glukose abgebaut werden. Wenn wir unser Essen kauen, sondern die Speicheldrüsen das Enzym Ptyalin ab, das die Kohlenhydratverdauung beginnt. Es zerlegt Stärke, ein Polysaccharid, in Disaccharide. Denken Sie daran, was Verdauen heißt: die Nahrung in immer kleinere Stücke zerlegen. In diesem Fall müssen die miteinander verbundenen Glukosemoleküle getrennt werden, damit der Körper sie verwerten kann. Allerdings sind mehrere Schritte notwendig, bis aus einem Polysaccharid ein Monosaccharid wird.

Amylase, ein Enzym der Bauchspeicheldrüse, zerlegt Stärke in Maltose, und das Enzym Maltase baut die Maltose zu Glukose ab. Das Enzym Laktase zerlegt Laktose in Galaktose und Glukose, und das Enzym Sukrase wandelt Sukrose in Fruktose und Glukose um.

Es ist gar nicht so einfach, die Zellen mit Glukose zu versorgen. Eine vollständige Verdauung ist nur möglich, wenn bei jedem Schritt genügend Enzyme vorhanden sind. Ayurveda kennt diesen Zusammenhang zwischen einer Stärkung der Enzymproduktion und einer guten Verdauung seit Tausenden von Jahren. Heutzutage reicht die Enzymproduktion vieler Menschen nicht aus, um die Nahrungsbestandteile ordentlich zu zerlegen. Wir essen zu viele schwer verdauliche Speisen und erschöpfen dadurch die Enzymvorräte des Körpers. Außerdem lässt die Enzymproduktion im Alter und bei manchen Krankheiten nach, und die modernen Nahrungsmittel enthalten oft nicht die Nährstoffe, die wir brauchen, um Enzyme herzustellen oder die sie erzeugenden Organe anzuregen.

Im Mund werden nur fünf Prozent der Kohlenhydrate verdaut. Das könnte auch daran liegen, dass das Essen nicht lange genug im Mund ist. Darum ist gutes Kauen die einfachste und wichtigste Methode, um gesund zu bleiben. Wenn wir unser Essen hinunterschlingen, wird es unvollständig verdaut, und das ist nach Ayurveda eine Mitursache vieler Krankheiten.

Durch die Speiseröhre gelangt die Nahrung in den oberen Teil des Magens, wo die Kohlenhydratverdauung fortgesetzt wird, bis sich der saure Magensaft mit dem Essen vermischt. Dadurch fällt der pH-Wert stark ab und deaktiviert das Ptyalin, so daß die Kohlenhydrate nicht weiter zerlegt werden können..

Denaturierte Stärke – zum Beispiel Weißmehl, weißer Reis und Nudeln – wird schneller verdaut und verwandelt sich daher leichter in Fettpolster als komplexe Kohlenhydrate wie Vollkornmehl oder brauner Reis. Einfache Zucker können wir am schnellsten verdauen, und darum machen sie uns auch am schnellsten dick.

Wie Zucker sich in Fett verwandelt

Wenn Sie wissen wollen, welche Ernährung für Ihren Körper bekömmlich ist – wenn Sie Ihren idealen Stoffwechselbereich kennen möchten –, müssen Sie verstehen, wie Zucker sich in Fett verwandelt. Ein Vata-Typ kann eine Menge Kohlenhydrate essen, ohne dass er zunimmt. Ein Kapha-Typ wird schon dicker, wenn er eine Schachtel Kekse anguckt. Das hat etwas mit Insulin, Glukagon, Somatostatin und den Schilddrüsenhormonen zu tun (siehe Kapitel 9).

Der Nahrungsbrei im Dünndarm wird Chymus genannt. Er sieht den Speisen, die wir verzehrt haben, nicht mehr ähnlich und ist mit Enzymen vermischt. Amylase, ein Enzym der Bauchspeicheldrüse, setzt die Verdauung der Kohlenhydrate fort.

Wir verdauen Stärke innerhalb von 15 bis 30 Minuten, nachdem sie in den Zwölffingerdarm gelangt ist. Sie wird in Maltose und danach in einfache Zucker gespalten. Die Wände des Dünndarms haben kleine Zotten, die Enzyme absondern. Vier Enzyme – Laktase, Sukrase, Maltase und Dextrinase – zerlegen Laktose, Sukrose, Maltose und andere kurzkettige Kohlenhydrate in einfache Zucker, die den Zellen als Energiequelle dienen.

Zusammenfassung

Die Verdauungsorgane zerlegen alle Kohlenhydrate oder Polysaccharide in das Monosaccharid Glukose. Diesen Einfachzucker nimmt das Blut auf und transportiert ihn zu den Zellen.

Kapitel 8

Körpertypen und Verdauung

Ayurveda lehrt, dass die meisten Krankheiten auf eine gestörte Verdauung zurückzuführen sind. Der wohl wichtigste Aspekt ist die Stärke des Verdauungsfeuers, *agni* genannt. Agni ist natürlich kein echtes Feuer, sondern die Verdauungsenergie, die unsere Nahrung spaltet, so dass die Nährstoffe die Darmwände durchdringen und mit dem Blut in die Zellen gelangen können. Wenn das Verdauungssystem nicht richtig arbeitet, erhalten die Zellen nicht die benötigten Rohstoffe, und wir werden krank. *Das Hauptziel des Körpers besteht darin, jede einzelne Zelle mit Energie zu versorgen, die aus Eiweiß, Kohlenhydraten und Fett gewonnen wird.*

Vier Ebenen des Verdauungsfeuers

1. **Ausgewogen:** Ein Verdauungsfeuer, das weder zu stark noch zu schwach ist, hält uns gesund. Guter, regelmäßiger Appetit deutet auf ausgewogenes Agni hin. Vollständig verdaute Nahrung ruft weder Blähungen noch Verstopfung hervor. Der Stuhlgang ist regelmäßig, wir haben viel Energie, und die Sinne sind klar. Diesen Zustand kann jeder Körpertyp genießen.

2. **Unregelmäßig:** Wenn das Verdauungsfeuer mal kräftig, mal schwach lodert, wird das Essen unvollständig verdaut, und die Folge sind Nährstoffmangel, Gasbildung und Verstopfung. Auch der Appetit ist unregelmäßig, mal stark, mal schwach. Ein Ungleichgewicht von Vata macht Agni unregelmäßig.

3. **Übermäßig:** Ein zu heißes oder starkes Verdauungsfeuer kann die Nahrung ebenfalls nicht vollständig verarbeiten. Der Appetit ist stark, wir essen zu viel und verdauen noch weniger. Wichtige Nährstoffe werden nicht absorbiert. Schuld daran kann ein Ungleichgewicht von Pitta sein.

4. **Schwach:** Auch ein zu schwaches Verdauungsfeuer, das auf zu niedriger Temperatur oder zu langsam brennt, ist seiner Aufgabe nicht gewachsen. Auch der Appetit kann gering sein. Der Kapha-Typ leidet am häufigsten an schwachem Agni.

Die Verdauung des Vata-Typs

Der Vata-Typ hat die schwächste und unregelmäßigste Verdauung. Manchmal arbeitet sie gut, ein andermal schlecht. Auch sein Appetit ist unregelmäßig und schwingt von einem Extrem zum anderen. Wenn ich den Körpertyp bestimme, frage ich immer: „Haben Sie je eine Mahlzeit vergessen?" Ein Vata-Typ antwortet oft mit ja, weil sein Appetit nicht stark ist. Ein Pitta-Typ mit seinem gutem Appetit sieht mich an, als zweifle er an meinem Verstand und sagt: „Natürlich nicht!" Kaphas, deren Appetit ebenfalls gering sein kann, schauen dagegen auf die Uhr und wissen, wann es Essenszeit ist.

Der Vata-Typ wird vom Sympathikus dominiert und produziert das Hormon Somatostatin in reichlicher Menge, wodurch die Verdauungskräfte eingeschränkt werden. Darum fällt es ihm schwerer, sein Essen zu verdauen. Das gilt besonders für Eiweiß. Er muss darauf achten, regelmäßig zu essen. Die unregelmäßige Verdauungkraft von Vata kann zu Nährstoffmangel führen, was die Neigung des Vata-Typs zu einem schlanken oder sogar mageren Körperbau begünstigt. Für ihn ist vegetarische Kost am besten geeignet, denn sie führt im Gegensatz zu anderen Speisen nicht zu übermäßiger Gasbildung. Vermutlich sind die meisten Vegetarier Vata-Typen, und die meisten Vegetarier sind schlank.

Die Verdauung des Pitta-Typs

Der Pitta-Typ hat das heißeste und stärkste Verdauungsfeuer und den größten Appetit – wenn er hungrig ist, muss er essen. Er wird kaum eine Mahlzeit vergessen, weil er es einfach nicht kann. Zudem verzehrt er größere Mengen als ein Vata- oder Kapha-Typ, und wenn er gesund ist, verdaut er alles. Ist sein Agni jedoch zu stark, kommt es zu Störungen.

Der Pitta-Typ wird vom Parasympathikus dominiert und produziert das Hormon Glukagon in großen Mengen. Die Folge ist eine robuste Verdauung, aber auch Überaktivität und dadurch manchmal eine schlechte Fettverdauung. Fett in großen Mengen verdaut der Pitta-Typ am schlechtesten, denn es wird nicht vollständig emulgiert. Darunter leiden Leber und Gallenblase, und es besteht eine Neigung zu Übergewicht, Sodbrennen, Gastritis und Kolitis. Ein säurebindendes Mittel kann Agni zeitweilig dämpfen, aber es beseitigt nicht die Ursache und ist daher auf die Dauer schädlich.

Die Verdauung des Kapha-Typs

Der Kapha-Typ hat die langsamste, aber leistungsfähigste Verdauung. Er isst wenig und nimmt doch zu, weil das Essen vollständig verdaut wird. Das ist selbst dann der Fall, wenn er weniger isst als dünne Menschen. Auch der Kapha-Typ wird vom Parasympathikus dominiert. Das verbessert seine Fähigkeit, Nahrung zu verdauen, verlangsamt aber gleichzeitig die Verdauung, so dass Nährstoffe besser absorbiert werden. Eine Folge davon ist der wohlgenährte Körper des Kapha-Typs.

Der Kapha-Typ reagiert auf Kohlenhydrate mit einer erhöhten Insulinausschüttung, was die Gefahr der Gewichtszunahme noch erhöht. Er braucht daher eine Kost, die relativ arm an Kohlenhydraten ist und die Bauchspeicheldrüse entlastet.

Die Stadien der Verdauung

Stadium 1: Die Kapha-Phase

Dieses Stadium beginnt im Mund mit dem Enzym Amylase. Dann wandert die Nahrung in den Magen, dessen Wände mit einer dicken Schleimschicht bedeckt sind (ein Kapha-Merkmal), die ihn vor Salzsäure und der Wirkung anderer Enzyme schützt. Der Nahrungsbrei wird jetzt flüssiger (ebenfalls ein Kapha-Attribut) und einheitlicher. Symptome, deren Ursache ein Kapha-Ungleichgewicht ist, sind Appetitmangel, langsame Verdauung und Übelkeit. Sie treten auf, wenn wir zu viele schwere, süße und fette Speisen essen (auch das sind Kapha-Eigenschaften).

Stadium 2: Die Pitta-Phase

Dieses Stadium spielt sich im Dünndarm ab, in den die Gallenblase ihr Sekret, die Galle (Pitta) leitet. Die Bauchspeicheldrüse und die Darmwand steuern die Enzyme Protease, Lipase und Karbohydrylase bei. Jetzt werden die chemischen Bindungen der Proteine, Kohlenhydrate und Fette aufgespalten. In diesem Hauptstadium der Verdauung entstehen Wärme (Pitta) und Energie. Bei zu starkem Verdauungsfeuer kommt es in dieser Phase zu Symptomen wie Sodbrennen, Gastritis und Geschwüren. Heiße und scharf gewürzte Speisen verschlimmern diese Beschwerden.

Stadium 3: Die Vata-Phase

Vata bestimmt das dritte Stadium der Verdauung, denn es ist im Dickdarm lokalisiert. Hier werden Wasser und andere Elemente (Vata) aus dem Nahrungsbrei geholt und ans Blut abgegeben, damit die Leber sie entgiftet. Was übrig bleibt, scheidet der Dickdarm aus. Ein Ungleichgewicht von Vata löst Verstopfung und Gasbildung aus.

Schlackenbildung

Wenn das Verdauungsfeuer nicht brennt und die Nahrung nicht vollständig verwertet wurde, bleiben Giftstoffe zurück. Unverdaute Nahrungsreste *(ama)* werden zu Schlacken, die den Zellstoffwechsel stören. Jede Zelle muss mit der intrazellulären Flüssigkeit Nährstoffe und Abfallstoffe austauschen, um zu überleben. Ama gleicht einer Schmutzschicht, die Zellen und ihre Umgebung verstopft. Wenn sie überhand nimmt, kann die Zelle ihre Aufgabe nur noch eingeschränkt und schließlich gar nicht mehr erfüllen. Ein Gift, das vollständig verdaut wird, verursacht keine Krankheit, aber selbst die beste Nahrung macht uns krank, wenn wir sie unvollständig verdauen.

David Frawley, der Autor des Buches *Ayurvedic Healing* [7], schreibt dazu: „Wenn genügend Agni vorhanden ist, können sich im Körper keine Schlacken ansammeln, der Geist und die Sinne sind klar, und wir besitzen viel Energie. Ist Agni gestört oder schwach, fühlen wir uns träge und schwer, und die Sinne sind getrübt."

Kapitel 9

Die Stoffwechselzonen von Vata, Pitta und Kapha

Menschen haben unterschiedliche Verdauungssysteme. Was dem einen gut tut, kann dem anderen schaden. Die Leistungsfähigkeit des Stoffwechsels hängt allein vom Verdauungssystem ab. Gute, bekömmliche Nahrung macht uns krank, wenn sie nicht vollständig verdaut wird. Darum haben wir jedes Mal, wenn wir uns an den Tisch setzen, die Chance, unsere Gesundheit zu fördern. Nahrung ist die wirksamste Arznei, und die richtige Nahrung macht uns gesund, wenn wir sie vollständig verdauen. Gesundheit, Idealgewicht, seelische Stabilität, Denkvermögen und Wohlbefinden hängen davon ab, was wir verdauen können.

Für jeden Körpertyp gibt es ein ideales Verhältnis zwischen Eiweiß, Kohlenhydraten und Fett. Wir werden gesund oder krank, je nachdem, in welchem Anteil wir diese Nährstoffe essen. Barry Sears empfiehlt Menschen, die zu Übergewicht neigen, ein bestimmtes Verhältnis zwischen Eiweiß und Kohlenhydraten, denn er hat bei seinen Forschungen herausgefunden, dass ein erhöhter Konsum von Kohlenhydraten die Insulinproduktion steigert und die Glukagonproduktion verringert, was zu Gewichtszunahme führt. Übergewichtige Menschen (oft Kapha-Typen) essen nicht unbedingt zu viel Fett, *sondern verarbeiten Kohlenhydrate zu Fett.*

Sears weist aber darauf hin, dass nicht alle Menschen, die Kohlenhydrate verzehren, diese negative Insulinreaktion haben. Eine Studie von Gerald Reaven (1987) an der Stanford University belegt, dass dieses Phänomen eine genetische Grundlage hat. Danach gibt es drei mögliche Reaktionen auf den Konsum von Kohlenhydraten. Bei 25 Prozent der Bevölkerung nimmt die Insulinausschüttung zu, bei weiteren 25 Prozent nicht. Die restlichen 50 Prozent liegen dazwischen. Im Ayurveda wird diese genetische Komponente als ererbte Konstitution oder Körpertyp bezeichnet.

Die drei Insulinreaktionen auf Kohlenhydrate:
25 % normale Insulinausschüttung
50 % unterschiedliche Reaktion
25 % erhöhte Insulinausschüttung

Wer zur ersten Gruppe gehört, kann Kohlenhydrate in großen Mengen essen, ohne zuzunehmen (Vata-Typ). Wer zur dritten Gruppe gehört, nimmt leicht zu (Kapha-Typ). Und wer zur mittleren Gruppe gehört, reagiert unterschiedlich – er nimmt manchmal ab, manchmal zu (Pitta-Typ).

Sears behauptet nun, eine hohe Zufuhr von Kohlenhydraten führe im Allgemeinen zu Gewichtszunahme und ähnlichen Problemen. In Wirklichkeit besteht diese strenge Beziehung nur zwischen dem Kohlenhydratkonsum und Menschen mit erhöhter Insulinreaktion; im Ayurveda entspricht dies der Beschreibung des Kapha-Typs. Beide nehmen zu, wenn sie Kohlenhydrate verzehren. Sears beschreibt also die Physiologie des Kapha-Typs, obwohl er diesen Begriff nicht verwendet.

Wenn es ein günstiges Verhältnis zwischen Kohlenhydraten, Fett und Eiweiß für den Kapha-Typ gibt, muss ein solches – wenngleich anderes – auch für den Vata- und Pitta-Typ existieren. Jeder Typ kann bestimmte Makronährstoffe besser als die anderen verdauen. Wenn wir die alte Typenlehre mit der modernen wissenschaftlichen Forschung verbinden, kommen wir zu dem Schluss, dass es in der Tat einen jeweils optimalen Stoffwechselbereich für den Stoffwechseltyp I (Vata), den Typ II (Pitta) und den Typ III (Kapha) gibt.

Was ist die optimale Stoffwechselzone?

Nach Sears ist dies „einfach ausgedrückt der Stoffwechselzustand, in dem der Körper seine höchste Leistungsfähigkeit erreicht … Im Optimalbereich erfreuen Sie sich optimaler Körperfunktionen: Kein Hunger, mehr Energie und Leistungskraft sowie bessere Konzentrationsfähigkeit und Produktivität … Müdigkeit und Lustlosigkeit weichen einem Gefühl von Energie und Belastbarkeit. Gewichtsverlust im Optimum kommt mühelos, fast automatisch. Leben im Optimum bringt bedeutende gesundheitliche Vorteile." Über Gesundheits*vor*sorge schreibt Sears: „Ein Leben im Optimum kann tatsächlich die Basis einer billigen und überaus effektiven Gesundheitsreform bilden, bei der jeder einzelne die Verantwortung für seinen Körper übernimmt und diesen Körper bei bester Gesundheit hält.[8]"

Das klingt sehr vertraut. Ayurveda lehrt ebenfalls, dass wir gesünder und vitaler werden, wenn wir uns gemäß unserem Körpertyp ernähren. Wir sind beispielsweise im optimalen Vata-Bereich, wenn wir die Stoffwechselbedürfnisse eines Vata-Typs befriedigen. Wichtig ist nicht nur das richtige Verhältnis zwischen den Makronährstoffen Eiweiß, Kohlenhydrate und Fett, sondern auch eine ausreichende Menge an Mikronährstoffen wie Vitaminen, Mineralien und Enzymen. Die Elemente, die den Vata-Typ gesund machen, unterscheiden sich von denen, die den Pitta- oder Kapha-Typ gesund machen. Darum ist der optimale Stoffwechsel bei jedem Typ anders.

Nach meiner Definition ist dieser Bereich *ein Stoffwechselzustand, welcher der genetischen Konstitution eines Menschen entspricht, in dem alle Körperfunktionen optimal ablaufen, die Gewebe und Organe optimal arbeiten und der Geist, der Wille und die Gefühle ausgewogen sind in der vollkommenen Zielgerichtetheit, ihre Bestimmung zu erfüllen.*

Die Vorteile der optimalen Stoffwechselzone

Wenn Sie in dem für Sie optimalen Stoffwechselzustand leben, verstärken Sie die positiven Attribute Ihres Körpertyps. Davon profitieren die gesamten physiologischen Lebensvorgänge und damit auch die Gesundheit.

Der gesunde Vata-Typ

Ein Vata-Typ ist am gesündesten, wenn er im Bereich der ausgewogenen Vata-Physiologie lebt. Vata beschleunigt den Stoffwechsel und den Gewebeabbau. Darum sind Vata-Typen kleiner, dünner und oft graziler und haben lange, schlanke Gliedmaßen. Sie sind unermüdlich und haben viel Energie und Vitalität. Ihre Verdauung ist jedoch anfällig und macht sie wählerisch. Ihr Geist ist klar und präzise. Die Augen eines gesunden Vata-Typs spiegeln gedämpften Enthusiasmus wider. Seine Lebenskraft erlaubt es ihm, ständig aktiv zu sein. Er strahlt anmutige Dynamik und Begeisterung aus und erreicht fast alles, was er erstrebt.

Der gesunde Pitta-Typ

Ein Pitta-Typ ist am gesündesten, wenn er im Bereich der ausgewogenen Pitta-Physiologie lebt. Er hat einen kraftvollen Stoffwechsel (Umwandlung und Veränderung der Gewebe), einen mittleren Körperbau und gut entwickelte Muskeln, die ihm hervorragende sportliche Leistungen ermöglichen. Seine Verdauung ist stark und vollständig, sein Appetit und seine Lebenslust sind groß. Er ist mutig, sinnlich und bisweilen autoritär, aber auch mitfühlend. Er hat eine gute Urteilskraft. Seine rosige Haut und der gesunde Teint spiegeln das Feuer seines Herzens wider. Die Augen des Pitta-Typs sind durchdringend, und ihnen entgeht nichts. Sein Immunsystem ist sehr leistungsfähig. Dank seines Mutes erreicht er die meisten seiner Ziele.

Der gesunde Kapha-Typ

Ein Kapha-Typ ist am gesündesten, wenn er im Bereich der ausgewogenen Kapha-Physiologie lebt. Sein Stoffwechsel ist langsam, und der Gewebeaufbau dominiert. Er hat große, feste Muskeln und starke Knochen und Gelenke. Sein wohlproportionierter Körper verleiht ihm Ausdauer und Stabilität. Die Haut ist weich und glatt und sieht gesund und hell aus. Seine Augen sind groß, anziehend und wirken beruhigend. Das Haar ist dicht, üppig und schön. Er hat ein starkes Immunsystem und daher eine robuste Gesundheit. Sinnlichkeit, Intelligenz und Bedachtsamkeit zeichnen ihn aus. Seine Geduld ermöglicht es ihm, nahezu alles zu erreichen, was er sich wünscht.

Der Vata-Typ und der Eiweißstoffwechsel

Warum hat der Vata-Typ Probleme mit dem Eiweißstoffwechsel? Eiweiß ist von allen Nährstoffen am schwersten zu verdauen, und der Vata-Typ hat von Natur aus ein schwaches Verdauungssystem. Er neigt mehr als die anderen Typen zu einer vegetarischen Ernährungsweise, weil er Fleisch schlecht verdaut. Wenn seine Verdauung daher unausgewogen oder wenn er krank ist, sollte er seinen Fleischverzehr möglichst einschränken.

Der Pitta-Typ und der Fettstoffwechsel

Der Pitta-Typ hat Schwierigkeiten mit dem Fettstoffwechsel. Die Leber stellt Galle her, die Fett in kleine Tröpfchen zerlegt (emulgiert). Da der Pitta-Typ zu viel Galle und Verdauungsenzyme produziert, entsteht zu viel Wärme, und die Folge sind Symptome wie Sodbrennen, Gastritis oder Kolitis. Wenn der Pitta-Typ solche Beschwerden hat oder krank wird, sollte er seinen Fettkonsum verringern, um die Belastung der enzymproduzierenden Organe zu senken. Der süße Geschmack tut dem Pitta-Typ gut, denn der Verzehr von Kohlenhydraten schadet ihm weniger als dem Kapha-Typ.

Der Kapha-Typ und der Kohlenhydratstoffwechsel

Die Verdauung von Zucker fällt dem Kapha-Typ am schwersten. Die Bauchspeicheldrüse, ein Kapha-Organ, steuert den Zuckerstoffwechsel durch Ausschüttung von Insulin. Wenn wir zu viele Kohlenhydrate essen, steigt die Insulinproduktion. Gerät der Stoffwechsel aus dem Gleichgewicht oder wird der Kapha-Typ krank, sollte er daher weniger Kohlenhydrate (Zucker, Stärke) zu sich nehmen.

Vor Jahren arbeitete ich als Musiker in einem schicken orientalischen Restaurant. Ich unterhielt mich oft mit dem Eigentümer, einem klei-

nen Chinesen, über vegetarische Ernährung. Einmal sagte er: „Denny, ich wundere mich darüber, dass du nicht so dünn bist wie die meisten Vegetarier." Nun, damals kannte ich den Grund nicht. Ich hatte zwar abgenommen und im Verhältnis zu meiner Größe mein Idealgewicht erreicht, aber mager war ich nicht. Ich konnte anstellen, was ich wollte – nie sah ich wie ein typischer Vegetarier aus. Ich war überhaupt nie schlank, sondern neige eher zu Übergewicht. Das gehört zu meiner Kapha-Natur. Ich aß viel Getreide, wie es damals üblich war. Dennoch nahm ich zu, selbst mit vegetarischer Kost. Das Getreide war für meinen Kapha-Körper nicht die richtige Kost, aber das wusste ich damals noch nicht.

Zusammenfassung

Der für jeden Körpertyp optimale Stoffwechselbereich richtet sich nach der Fähigkeit des jeweiligen Typs, Eiweiß, Kohlenhydrate und Fett zu verdauen. Vatas müssen ihren Eiweißstoffwechsel harmonisieren, Pittas ihren Fettstoffwechsel und Kaphas ihren Kohlenhydratstoffwechsel. Das Verdauungssystem des Vata-Typs ist schwächer als das der anderen Typen. Der Pitta-Typ hat das beste Verdauungssystem, der Kapha-Typ das langsamste und wohl das leistungsfähigste. *Um den für Ihre Gesundheit optimalen Zustand zu erreichen, müssen Sie wissen, was Sie verdauen können und was nicht.* Zuerst müssen Sie natürlich Ihren Körpertyp, Ihre genetische Konstitution kennen.

Kapitel 10

Hormone und Verdauung

Der optimale Gesundheitszustand für jeden Körpertyp hängt davon
ab, wie gut der Körper Eiweiß, Kohlenhydrate und Fett verdauen kann
und wie viel Insulin, Glukagon, Somatostatin und Schilddrüsenhormone er als Reaktion auf die Stressbelastungen des Lebens produziert.

Pankreashormone

Die Bauchspeicheldrüse (Pankreas) stellt die Enzyme Protease, Lipase
und Amylase her, die wir brauchen, um Eiweiß, Kohlenhydrate und
Fett zu verdauen. Sie besteht aus zwei Teilen: dem Acinus, der Verdauungsenzyme an den Dünndarm abgibt, und den Langerhansschen Inseln, die Insulin, Glukagon und Somatostatin, drei sehr wichtige Hormone, direkt ins Blut leiten.

Die Langerhansschen Inseln bestehen ihrerseits aus drei Zelltypen:
Alpha-, Beta- und Deltazellen. Alphazellen produzieren Glukagon,
Betazellen Insulin und Deltazellen Somatostatin. Diese drei Hormone
haben verschiedene Aufgaben, aber sie ergänzen einander. Insulin
hemmt zum Beispiel Glukagon, und Somatostatin hemmt sowohl Insulin als auch Glukagon.

Insulin

Wenn Insulin mit dem Blut in die Zellen gelangt, macht es die Zellwand
durchlässiger für die Glukose, die im Blut gelöst ist. Denken Sie daran,
dass Kohlenhydrate in immer kleinere Teile gespalten werden, bis nur
noch Glukose übrig bleibt. Glukose kann ohne Hilfe nicht in die Zelle
eindringen, und das Insulin öffnet ihr die Tür. Im Inneren der Zelle
wird die Glukose zu dem Brennstoff, den die Zelle als Energiequelle
braucht.

Insulin und die Physiologie des Kapha-Typs

Der Kapha-Effekt eines erhöhten Insulinspiegels auf den Kohlenhydratstoffwechsel. Die Bauchspeicheldrüse steuert durch Insulin den Zuckerstoffwechsel. Im Ayurveda gilt diese Drüse als Kapha-Organ. Nach Guyten ist Insulin „ein Hormon, das uns Energie schenkt, sofern wir genügend energiereiche Nahrung essen, vor allem reichlich Kohlenhydrate und Eiweiß".

Wenn wir zu viele Kohlenhydrate essen, werden sie zunächst in Form von Glykogen als Energiereserve in der Leber und in den Muskeln gespeichert. Sind die Kapazitäten erschöpft, wird Zucker als Fett gespeichert. Aus Kohlenhydraten, einerlei, wie „gesund" sie sind, werden also Fettpolster. Nach dem Ayurveda kann sich sogar im Übermaß verzehrtes Getreide in Fett umwandeln und zu einer Gewichtszunahme führen.

Nach einer kohlenhydrathaltigen Mahlzeit nimmt das Blut Glukose auf, und die Bauchspeicheldrüse sondert Insulin ab. Das Hormon öffnet die Türen der Zellen, so dass sie Glukose aufnehmen können, entweder als Glykogen oder als Fett im Muskel-, Leber- und Fettgewebe. Außerdem bewirkt Insulin, dass das verzehrte Fett im Gewebe gespeichert wird.

Der Kapha-Effekt eines erhöhten Insulinspiegels auf den Fettstoffwechsel. Insulin hat eine nachhaltige Wirkung auf den Körper, weil es den Fettstoffwechsel beeinflusst. Es steigert den Glukoseverbrauch der Gewebe und verringert den Fettabbau. Gespeichertes Fett bleibt also gespeichert. Zudem fördert Insulin die Synthese von Fettsäuren, so dass sich noch mehr Fett ansammelt. Nach Guyten „gilt das vor allem dann, wenn wir mehr Kohlenhydrate zu uns nehmen, als wir zur Dekkung des unmittelbaren Energiebedarfs benötigen". Kaphas nehmen besonders leicht zu, wenn sie mehr essen als notwendig. Auch manche Pittas nehmen zu, während Vatas oft von Übergewicht verschont bleiben, weil ihr Insulinspiegel nach dem Konsum von Kohlenhydraten weniger stark ansteigt.

Der Kapha-Effekt eines erhöhten Insulinspiegels auf den Eiweißstoffwechsel. Insulin sorgt auch dafür, dass aus überschüssigem Eiweiß Fettpolster werden, denn es steigert den Transport von Aminosäuren in die

Zellen und damit die Eiweißsynthese – es wird also mehr Gewebe aufgebaut. Dieser *Anabolismus* oder Gewebeaufbau ist ein Kapha-Attribut; er ist für den schwereren Körperbau des Kapha-Typs verantwortlich.

Hoher Insulinspiegel und Körpergewicht: Ein erhöhter Insulinspiegel führt fast immer zu Gewichtszunahme. Auch das ist ein Kapha-Effekt.

Insulin und Vata

Der Vata-Effekt eines niedrigen Insulinspiegels auf den Eiweißstoffwechsel. Vatas haben eine geringere Insulinproduktion, was zu einem Eiweißabbau in den Muskeln und Organen führen kann. Dieser *Katabolismus* oder Gewebeabbau ist ein Vata-Attribut. Darum ist der Vata-Typ meist kleiner und dünner.

Der Vata-Effekt eines niedrigen Insulinspiegels auf den Fettstoffwechsel. Wenn die Insulinsekretion gering ist, wird mehr Fett in Energie verwandelt. Das Enzym Lipase, das sich in den Fettzellen befindet und gespeicherte Triglyceride als Fettsäuren und Glycerol ans Blut abgibt, wird aktiv, weil es empfindlich auf Insulin reagiert. Atherosklerose, Herzinfarkt und Schlaganfälle können die langfristige Folge eines solchen Insulinmangels sein.

Niedriger Insulinspiegel und Körpergewicht: Wer einen niedrigen Insulinspiegel hat, nimmt schwer zu oder verliert sogar Gewicht. Das ist ein Vata-Effekt.

Zusammenfassung

Insulin fördert die Nutzung von Kohlenhydraten als Energiequelle und hemmt den Abbau von Fett. Ist der Insulinspiegel niedrig, wird mehr Fett verbraucht. Der Insulinspiegel hängt vom Glukosegehalt des Blutes ab. Wenn das Blut wenig Glukose enthält, ist die Insulinsekretion niedrig und Fett wird „verbrannt". Wenn der Glukosespiegel hoch ist, sondert der Pankreas mehr Insulin ab, und der Körper nutzt Kohlenhydrate als Hauptenergiequelle. Das Insulin entscheidet also darüber, ob der Organismus Fett oder Kohlenhydrate als Brennstoff verwendet. Ein hoher Insulinspiegel hat Kapha-Wirkungen, ein niedriger Insulinspiegel hat Vata-Wirkungen.

Glukagon

Glukagon und die Pitta-Physiologie

Der Pitta-Effekt eines erhöhten Glukagonspiegels auf den Kohlenhydratstoffwechsel. Wenn der Pitta-Typ Kohlenhydrate isst, steigt der Insulinspiegel nur wenig, der Glukagonspiegel aber stark. Glukagon wird in den Alphazellen der Bauchspeicheldrüse hergestellt und ist ein Gegenspieler des Insulins. Ist der Glukosegehalt des Blutes zu niedrig, versucht der Körper, ihn mit Hilfe des Glukagons zu erhöhen. Glukagon veranlasst die Leber, einen Teil ihres Glykogens in Glukose umzuwandeln und ins Blut zu leiten *(Glykogenolyse)*. Die Reserven reichen für ein paar Stunden.

Glukagon dominiert beim Pitta-Typ. Ayurveda lehrt, dass Süßes (und Kohlenhydrate im Allgemeinen) Pitta-Wirkungen dämpfen.

Der Pitta-Effekt eines erhöhten Glukagonspiegels auf den Eiweißstoffwechsel. Eine andere Wirkung des Glukagons ist die *Glukoneogenese*. Dabei wandelt die Leber ihre gespeicherten Aminosäuren in Glukose um. Nach einer eiweißreichen Mahlzeit steigt die Glukagonproduktion und damit auch der Blutzuckerspiegel. Die Umwandlung der Aminosäuren in Glukose liefert dem Feuer neuen Brennstoff, was einem Pitta-Effekt entspricht.

Der Pitta-Effekt eines erhöhten Glukagonspiegels auf den Fettstoffwechsel. Glukagon aktiviert auch die Lipase in den Zellen, so dass der Körper Fettsäuren in Energie umwandeln kann. Fettspeicher dienen dann als Energiequelle. Zudem stärkt Glukagon das Herz und steigert die Gallenproduktion (das Sankskritwort *pitta* bedeutet „Galle"). Bei körperlicher Bewegung wird ebenfalls mehr Glukagon gebildet, und der Körper verbrennt Fett.

Hoher Glukagonspiegel und Körpergewicht. Der Pitta-Typ hat meist einen erhöhten Glukagonspiegel und einen durchschnittlichen Körperbau. Wenn er zunimmt, liegt es gewöhnlich an Schwierigkeiten mit der Fettverdauung.

Die Bedeutung des Blutzuckerspiegels

Wie viel Insulin und Glukagon der Pankreas absondert, hängt hauptsächlich vom Blutzuckerspiegel ab. Enthält das Blut zu wenig Glukose, sorgt Glukagon für normale Verhältnisse. Ist der Blutzuckerspiegel zu hoch, senkt ihn das Insulin. Warum ist das so wichtig? Wir brauchen einen konstanten Blutzuckerspiegel, damit das Gehirn ausreichend mit Energie versorgt wird. Darum besteht eine Hauptaufgabe des Stoffwechsels darin, die Zellen, vor allem die Gehirnzellen, ständig mit Glukose zu versorgen.

Somatostatin und Schilddrüsenhormone

Somatostatin und Schilddrüsenhormone beim Vata-Typ

Somatostatin wird von den Deltazellen der Langerhansschen Inseln im Pankreas gebildet. Nach Guyten „stimulieren fast alle Faktoren, die mit dem Essen zusammenhängen, die Sekretion von Somatostatin, zum Beispiel ein erhöhter Blutzuckerspiegel, eine Zunahme der Aminosäuren und Fettsäuren im Blut sowie höhere Konzentrationen mehrerer Hormone, die der obere Magen-Darm-Trakt als Reaktion auf das Essen freisetzt."

Die Sekretion des Somatostatins hat viele Wirkungen, die fast immer den Vata-Effekt dämpfen. Das Hormon hemmt nämlich die Produktion von Insulin und Glukagon in den Langerhansschen Inseln, aber auch die Arbeit des Magens, des Dünndarms und der Gallenblase. Darum leidet der Vata-Typ so oft an Verdauungsbeschwerden und

Verstopfung. Somatostatin reduziert außerdem die Sekretion und Absorption im Magen-Darm-Trakt, die auch zu Aktivitäten der Vata-Physiologie zählen.

Die **Schilddrüse** befindet sich knapp unterhalb des Kehlkopfs. Sie bildet zwei sehr wichtige Hormone, Tyroxin und Trijodthyronin, die den Stoffwechsel beschleunigen. Dies ist ein Vata-Effekt. Guyten schreibt: „Der Körper benutzt viel mehr Nahrung als Brennstoff. Zwar nimmt die Eiweißsynthese zu, aber es wird auch mehr Eiweiß abgebaut. Das Gehirn wird stimuliert, und die meisten endokrinen Drüsen werden aktiver."

Der Einfluss der Schilddrüsenhormone auf den Kohlenhydratstoffwechsel. Die Schilddrüsenhormone regen den Kohlenhydratstoffwechsel an. Das heißt unter anderem, dass die Zellen mehr Glukose aufnehmen, weil die Leber mehr Glykogen in Glukose umwandelt und der Dünndarm mehr Nährstoffe absorbiert. Die Vata- und Pitta-Effekte nehmen also zu.

Der Einfluss der Schilddrüsenhormone auf den Fettstoffwechsel. Die Schilddrüsenhormone steigern auch den Fettstoffwechsel, so dass Fettspeicher in größerem Umfang als Energiequelle genutzt werden. Darum hat der Vata-Typ weniger Fettpolster als andere Menschen.

Die Schilddrüsenhormone und das Körpergewicht. Da der Vata-Typ mehr Schilddrüsenhormone und Somatostatin produziert, nimmt er leicht ab. Sowohl Somatostatin als auch die Schilddrüsenhormone steigern den Vata-Effekt, denn das eine setzt die Verdauungsfunktionen herab und die anderen erhöhen den Abbau von Eiweiß, Kohlenhydraten und Fett.

Die Hormone der Nebennieren

Nebennierenhormone und die Physiologie des Kapha-Typs

Die Nebennieren sind kleine Kappen auf den Nieren, die aus zwei Teilen bestehen: aus der Medulla (Mark) und aus dem Kortex (Rinde). Die Medulla, der mittlere Teil der Nebennieren, ist mit dem Sympathikus verbunden. Wird dieser Nerv stimuliert, sondert die Medulla die Hormone Epinephrin und Norepinephrin ab, die das Blut dann in alle Körpergewebe bringt, wo sie fast die gleiche Wirkung entfalten wie der Sympathikus. Allerdings hält die Wirkung fünf- bis zehnmal länger an, weil die Hormone nur langsam aus dem Blut verschwinden.

Wie die unmittelbare Stimulation des Sympathikus hemmt Norepinephrin den Magen-Darm-Trakt, verengt die Blutgefäße, erhöht die Herzfrequenz und erweitert die Pupillen. Epinephrin hat die gleichen Wirkungen, beeinflusst aber das Herz stärker und die Blutgefäße schwächer. Außerdem hat es größeren Einfluss auf den allgemeinen Stoffwechsel. Das alles sind Vata- und Pitta-Effekte.

Die Kapha-Wirkung auf die Kortisolsekretion: Der Kortex der Nebennieren sondert Hormone ab, die man *Kortikosteroide* nennt und in Mineral-Kortikosteroide und Gluko-Kortikosteroide einteilt.

Mineral-Kortikosteroide steuern den Kalium-, Natrium- und Chlorgehalt der extrazellulären Flüssigkeit und verhindern ein lebensgefährliches Ungleichgewicht. Gluko-Kortikosteroide, zum Beispiel Kortisol (Hydrokortison), beeinflussen den Eiweiß-, Kohlenhydrat- und Fettstoffwechsel als Reaktion auf Stress. Wenn der Sympathikus übererregt ist und den Körper ausgelaugt hat, müssen die Gewebe wieder mit Energie versorgt oder neu aufgebaut werden – ein Kapha-Effekt. Kortisol regt den Kohlenhydratstoffwechsel und die Gluconeogenese an und veranlasst, dass im Körper gespeichertes Eiweiß in Glukose umgewandelt wird. Bei einem Kortisolüberschuss werden die Muskeln so schwach, dass das Gehen schwer fällt und das Immunsystem stark gehemmt wird.

Gleichzeitig fördert Kortisol die Verbrennung von gespeichertem Fett, ohne jedoch die Gewichtszunahme ausgleichen zu können, die mit der erhöhten Kortisolproduktion einhergeht und ein wichtiger Kapha-Effekt ist.

Fast jede Art von Stress – Traumen, Infektionen, Operationen, Hitze, Kälte, seelische Probleme – steigert die Kortisolsekretion. Darum hat Kapha eine beruhigende Wirkung. Kortisol ist zudem als entzündungshemmend bekannt.

Zusammenfassung

Wenn wir die Physiologie des Vata-, Pitta- und Kapha-Typs untersuchen und mit der Wirkung jener Hormone vergleichen, die Einfluss auf den Blutzucker haben, stellen wir fest, dass diese drei Körpertypen Hormone in unterschiedlicher Menge produzieren und daher auch unterschiedliche Stoffwechselvorgänge haben.

Hormone und die Körpertypen

Der Vata-Typ: Der Vata-Typ reagiert auf Kohlenhydrate mit einer relativ schwachen Insulinproduktion und einer relativ starken Produktion von Somatostatin und Schilddrüsenhormonen. Diese Hormone senken den Glukagon- und Insulinspiegel und sorgen für einen starken Gewebeabbau. Deshalb ist der Vata-Typ dünn und oft hager.

Der Pitta-Typ: Der Pitta-Typ reagiert auf Kohlenhydrate ebenfalls mit einer eher schwachen Insulinproduktion und mit einer erhöhten Glukagonproduktion. Die Folge ist, dass mehr gespeichertes Fett verbrannt wird. Darum ist der Pitta schlanker als der Kapha-, aber nicht so schlank wie der Vata-Typ.

Dar Kapha-Typ: Der Kapha-Typ reagiert auf Kohlenhydrate mit einer erhöhten Insulinproduktion und leidet daher auch mehr unter deren Folgen, zum Beispiel Übergewicht. Der Kapha-Typ produziert weniger Schilddrüsenhormone und hat deshalb einen langsameren Stoffwechsel.

Kapitel 11

Das Idealgewicht bei den verschiedenen Körpertypen

Viele Menschen kämpfen ständig mit Übergewicht – und das in einer Gesellschaft, die größten Wert auf Schlankheit legt. Wir machen Diäten, wir treiben Sport, wir fasten sogar, um nicht dick zu werden. Wir probieren jede neue Methode aus, um schlank zu werden und zu bleiben. Ayurveda ist jedoch der Meinung, dass nicht jeder Mensch schlank sein kann oder soll.

Vor einigen Jahren hatte ich eine Patientin, die eindeutig zum Kapha-Typ gehörte. Sie war groß, weder dünn noch dick, und sehr attraktiv. Dennoch war sie unzufrieden und wollte gerne „eine Vata werden", also mager sein. Sie machte Diätkuren, trieb Sport und probierte viele andere Tipps und Tricks aus – aber sie wurde nicht dünn. Ihre Natur war Kapha, auch wenn es ihr nicht gefiel. Es dauerte lange, bis ich sie davon überzeugt hatte, dass nicht alle schlanken Frauen schön sind und dass sie ihre eigenen Reize hatte. Damals wurde mir klar, dass wir unsere innere Natur verstehen und akzeptieren müssen, um glücklich zu sein.

Der Kapha-Typ hat den schwersten Körperbau und neigt am stärksten zu Übergewicht. Das liegt an seinen Hormonen, an seinem Eiweiß-, Kohlenhydrat- und Fettkonsum und an seiner starken genetischen Tendenz zur Gewichtszunahme. Auch ein Pitta-Typ kann dick sein, wenn er deutliche Kapha-Züge hat und zuviel Fett isst. Der Vata-Typ bleibt oft schlank, einerlei, was er tut oder nicht tut.

Müssen wir alle abnehmen?

Der Mensch kann zu dick oder zu dünn sein. In beiden Fällen ist die Gesundheit bedroht, obwohl ein magerer Körper in unserem Land viel eher akzeptiert wird als ein dicker. Darum gibt es viel mehr Menschen, die abnehmen wollen. Aber manche müssen sogar *zunehmen,* auch wenn Kapha-Typen dies kaum verstehen können. Natürlich kann Übergewicht ernste Folgen haben, etwa Müdigkeit, Rückenschmerzen, Atemnot, Lethargie, Herzkrankheiten, Bluthochdruck, Arthritis und Leberleiden – typische Kapha-Symptome.

Gewicht und Körpertyp

Der Nährstoffbedarf der Körpertypen

Jeder Typ braucht Makronährstoffe – Eiweiß, Kohlenhydrate und Fett – in unterschiedlichem Verhältnis, weil die Glukagon-, Somatostatin- und Insulinreaktion unterschiedlich ist. Das richtige Verhältnis hängt davon ab, was wir verdauen können. Wenn wir Makronährstoffe zu uns nehmen, aber nicht verdauen können, werden wir krank.

Wenn wir Eiweiß, Kohlenhydrate und Fett im richtigen Verhältnis essen, bleibt der Hormonspiegel normal und wir befinden uns in der optimalen Stoffwechselzone unseres Körpertyps. Barry Sears empfiehlt 30 % Eiweiß, 40 % Kohlenhydrate und 30 % Fett. Seine Theorie basiert hauptsächlich auf der Idee, dass wir alle zu viele Kohlenhydrate essen und dass der erhöhte Kohlenhydratkonsum der letzten Jahre uns nicht gesünder gemacht hat. In der Tat: Dieser Modetrend hat vor allem dem Kapha-Typ sehr geschadet. Die Theorie von Sears trifft also auf jene Menschen (Kaphas) zu, die nicht verstehen können, warum sie ihr Übergewicht nicht loswerden, obwohl sie sich an die allgemein empfohlenen Ernährungsregeln halten.

Ich möchte diese Theorie einen Schritt weiter führen. Wenn ein Ungleichgewicht vorliegt, hat ein Vata (Stoffwechseltyp I) Schwierigkeiten, Eiweiß zu verdauen. Einem Pitta (Stoffwechseltyp II) fällt es schwer, Fett zu verdauen, und ein Kapha (Stoffwechseltyp III) hat Probleme mit der Verdauung von Kohlenhydraten. Darum sehen die gesundheitlich optimalen Verhältnisse für *jeden Körpertyp* so aus:

Das richtige Verhältnis zwischen Eiweiß, Kohlenhydraten und Fett für die drei Körpertypen

	Eiweiß	Kohlenhydrate	Fett
Vata Stoffwechseltyp I 20/40/40	20 %	40 %	40 %
Pitta Stoffwechseltyp II 30/50/20	30 %	50 %	20 %
Kapha Stoffwechseltyp III 30/40/30	30 %	40 %	30 %

Um gesund zu bleiben und ihr normales Körpergewicht zu halten, brauchen Vatas, Pittas und Kaphas also Makronährstoffe in unterschiedlicher Menge. Im Laufe von Jahrtausenden hat Ayurveda klare Gesundheitsprogramme für jeden Typ entwickelt. Dazu gehört auch eine Lebens- und Ernährungsweise, die Sie in Ihren Optimalbereich versetzt und diesen beibehalten lässt. Mehr darüber lesen Sie in Kapitel 14.

Der Kapha-Typ und sein Idealgewicht

Unerwünschte Gewichtszunahme und die Unfähigkeit abzunehmen deuten darauf hin, dass Sie ein Kapha-Typ sind oder Ihr Körper zuviel Kapha angesammelt hat. In diesem Fall müssen Sie das in Kapitel 14 beschriebene Kapha-Programm einhalten, zumindest für einige Zeit. Wenn Sie Vata und Pitta stärken und Kapha schwächen, nehmen Sie ab und finden Ihr Gleichgewicht wieder. Auch ein Vata-Kapha (Vk-Typ) oder Pitta-Kapha (Pk-Typ) mit Übergewicht sollte ein Kapha-Programm befolgen, um Kapha zu reduzieren und Vata und Pitta zu fördern.

Ein Kapha-Typ nimmt zu, wenn seine Ernährung und seine Lebensweise Kapha-Tendenzen stärken. Denken Sie daran, dass auch „gesunde" Kohlenhydrate, wie beispielsweise in Naturreis, die Insulinproduktion erhöhen und in Fett umgewandelt werden, wenn Sie zu viel davon essen. Diesen Vorgang habe ich in Kapitel 9 genauer beschrieben.

Der Pitta-Typ und sein Idealgewicht

Als Pitta-Typ nehmen Sie zu, wenn Sie zu viel Fett konsumieren, da Leber und Gallenblase damit nicht fertig werden. Deshalb profitieren Sie von einem Kapha-Programm, das nicht nur Kohlenhydrate, sondern auch Fett einschränkt. Sobald Sie Ihr Idealgewicht erreicht haben, können Sie zum Pitta-Programm übergehen.

Der Vata-Typ und sein Idealgewicht

Es ist ungewöhnlich, dass ein Vata-Typ Übergewicht hat, aber es kommt vor. Wenn Sie diesem Typ (Vk) angehören, nehmen Sie aber leichter ab, weil Ihr Stoffwechsel beschleunigt ist. Ein Vata-Typ leidet viel häufiger an Untergewicht. Da er Schwierigkeiten mit dem Eiweißstoffwechsel und mit der Verdauung im Allgemeinen hat, braucht er ein umfassenderes Programm (siehe Kapitel 14), das ihm viele Nährstoffe zuführt.

Verdauung und Körpertyp

Das Verdauungsfeuer ist unsere Fähigkeit, Nahrung in verwertbare Bestandteile zu zerlegen. Diesen Prozess habe ich in Kapitel 6 und 7 genauer erläutert. Der Appetit lässt auf die Stärke des Verdauungsfeuers schließen. Wir brauchen einen guten Appetit, damit das Verdauungsfeuer richtig brennt. Das Verdauungsfeuer des Kapha-Typs ist schwächer als das des Pitta,, aber regelmäßiger als das des Vata-Typs. Wenn er sich an das Kapha-Programm hält, nimmt sein Appetit zu und die schlaffen Verdauungsorgane arbeiten kraftvoller. Appetitmangel scheint auf den ersten Blick günstig zu sein, wenn Sie abnehmen wollen, aber das Übergewicht deutet auf eine Disharmonie im Körper hin, und darum müssen Sie zu einem gesunden Appetit zurückfinden, wenn Sie einem vitalen, ausgewogenen, gut funktionierenden und gesunden Organismus wiederherstellen möchten.

Die Verdauung des Kapha-Typs: Da der Kapha-Typ eine langsame Verdauung hat, nimmt er mehr Nährstoffe und Kalorien auf und hat daher einen größeren und schwereren Körper. Er braucht die Enzyme Amylase und Karbohydralase für den Zuckerstoffwechsel.

Die Verdauung des Pitta-Typs: Der Pitta-Typ hat meist ein starkes Verdauungsfeuer. Eine Disharmonie kann jedoch zu Problemen mit dem Fettstoffwechsel führen, weil der Pitta weniger Lipase und Galle produziert.

Die Verdauung des Vata-Typs: Das Verdauungsfeuer des Vata-Typs ist meist viel unregelmäßiger – manchmal stark, ein andermal schwach. Die Folge kann Unterernährung sein. Enzyme wie Protease, Lipase und Amylase sind für den Nährstoffbedarf des Vata-Typs nützlich.

Die richtige Lebensweise bei Übergewicht

Kapha-Abbau

Wenn Sie Übergewicht haben, müssen Sie Kapha reduzieren, um abzunehmen, einerlei, welchem Körpertyp Sie angehören. Natürlich sammelt sich Kapha vor allem bei einem Kapha-Typ an. Das ist sehr unangenehm, wenn Sie gerne ein Vata wären, aber es lässt sich nicht ändern. Als Kapha müssen Sie die Ernährungsempfehlungen für Ihren Typ (siehe Kapitel 14) selbst dann befolgen, wenn Sie Ihr Gewicht im Griff haben, damit Sie nicht wieder zunehmen.

Wenn Sie weniger Zucker und Fett essen sowie Sport treiben, verringern Sie Kapha. Auch Nahrungsergänzungsmittel, die den Fettstoffwechsel anregen, bauen einen Kapha-Überschuss ab. Wer spartanisch lebt, reduziert also Kapha. Das gesamte Kapha-Programm ist auch eine gute allgemeine Therapie (siehe Kapitel 2).

Kräuter und Nahrungsergänzungsmittel

Dr. Vasant Lad und Dr. David Frawley haben in ihrem Buch *Die Ayurveda Pflanzenheilkunde*[9] viele traditionelle ayurvedische, chinesische und westliche Kräuter beschrieben. Kräuter, Vitamine, Mineralien und Enzyme sind wichtige Bestandteile für ein auf den Körpertyp abgestimmtes Stoffwechselprogramm – aber Sie können nicht allein dadurch abnehmen, dass Sie eine Pille schlucken.

Manche Kräuter stärken Vata und schwächen Pitta oder Kapha, andere stärken Kapha und schwächen Pitta und so weiter. Jede Substanz kann nach ihrer Wirkungsweise eingeteilt werden, die entweder Vata oder Pitta oder Kapha reduziert. Für Kaphas eignen sich Kräuter und Nahrungsergänzungsmittel wie Haritaki, Amalaki, Bibhitake, Enzian, Ingwer, Gotu Kola und Guggul, weil sie den Kohlenhydratstoffwechsel fördern und Kapha abbauen. Pittas brauchen Kräuter wie Aloe, Löwenzahn, Klette, Rotklee und Sauerdorn, um den Fettstoffwechsel zu unterstützen und Pitta zu reduzieren. Vatas nehmen am besten Ashwagandha, Beinwellwurzel, Ginseng, Ingwer, Knoblauch und Brahmi, um den Eiweißstoffwechsel zu fördern und Vata zu verringern.

Ernährung: Die Kapha-reduzierende Ernährung wird in Kapitel 14 beschrieben. Halten Sie die Empfehlungen strikt ein.

Bewegung: Kaphas bewegen sich meist nicht gerne. Unter dieser Voraussetzung brauchen sie Bewegungsübungen, bei denen sie schwitzen und ihr Puls sich beschleunigt. Aerobe Sportarten (Joggen, Laufen, Schwimmen, Radfahren) eignen sich dafür am besten. Wenn Sie ein Kapha-Typ sind oder an einem Kapha-Überschuss leiden, brauchen Sie etwas, was Sie aufwärmt und eine Weile auf Trab hält. Sie fühlen sich nach körperlicher Bewegung viel besser, auch wenn Sie es nicht zugeben wollen.

Stressabbau: Dämpfen Sie das Chaos in Ihrem Leben, bauen Sie den Stress (Vata) ab. Chaos, Stress und nervöse Spannungen sind für keinen Körpertyp gut. Ein Vata-Ungleichgewicht kann bei einem Kapha Heißhunger und damit auch Gewichtszunahme auslösen.

Mit Hilfe der folgenden Methoden, die auf bestimmten Messwerten beruhen, können Sie Ihr Idealgewicht leichter erreichen. Diese Messwerte sind ein allgemeiner Leitfaden, wodurch Kapha sich erhöht oder abnimmt, und stellen wertvolle Hilfsmittel dar, um die Qualität unserer Ernährung zu verstehen.

1. Index:
Blutzucker und Geschmack der Speisen

Wir können Nahrungsmittel danach ordnen, wie schnell sie nach dem Essen ins Blut gelangen. Auskunft drüber gibt der Blutzuckerindex. Nahrungsmittel, die das Blut schnell aufnimmt, bekommen einen höheren Wert als solche, die langsam verdaut werden. Je höher der Index, desto heftiger ist die Insulinreaktion und die Kapha-Wirkung – und somit auch die Gewichtszunahme. Barry Sears beschreibt in seinem Buch *The Zone* („Das Optimum") ausführlich, wie Übergewicht und Blutzuckerindex zusammenhängen. Ayurveda meint dasselbe, wenn es vom „süßen Geschmack" der einzelnen Nahrungsmittel spricht. Wir können sechs Geschmacksrichtungen unterscheiden, die Kapha abbauen oder fördern: süß, salzig, sauer, scharf, bitter und zusammenziehend. Süßes, Saures und Salziges stärken Kapha. Wenn wir diese drei Geschmäcker meiden, können wir also Kapha und Übergewicht reduzieren. Dies geschieht unabhängig vom Körpertyp, denn natürlich erlebt nicht nur der Kapha-Typ einen solchen Kapha-Effekt, sondern jeder, der Gewichtsprobleme hat.

Die Geschmäcker der Nahrung

süß	Zucker, Honig, Melasse, Milch, Reis, Gerste, Weizen, Mais, Buchweizen, Hirse, Roggen, Amaranth, Quinoa, süßes Obst (Äpfel, Beeren, Birnen, Weintrauben, süße Melonen, Feigen), süßes Gemüse (Möhren, Zwiebeln, Süßkartoffeln)
salzig	Salz, Fleisch, Sojasoße, Miso
sauer	Zitronen, Limonen, Käse, Joghurt, Essig, süß-saures Obst (Erdbeeren, Kantalupen, Weintrauben, Orangen, Ananas, Papaya), Rhabarber, Tomaten
scharf	Cayenne, Chili, Zwiebeln, Knoblauch, Ingwer, manche Paprikaschoten
bitter	Grünkohl, Endivie, Lattich (Romana), Spinat, Gelbwurz
zusammenziehend	Bohnen, Linsen, Reisbohnen, schwarze Bohnen, Kichererbsen, Mungbohnen, gefleckte Feldbohnen, Sojabohnen, weiße Bohnen, Kohl, Brokkoli, Blumenkohl, Kartoffeln, Sellerie, grüne Bohnen, Artischocken, Kopfsalat, Spinat, Kürbis, Möhren, Mais

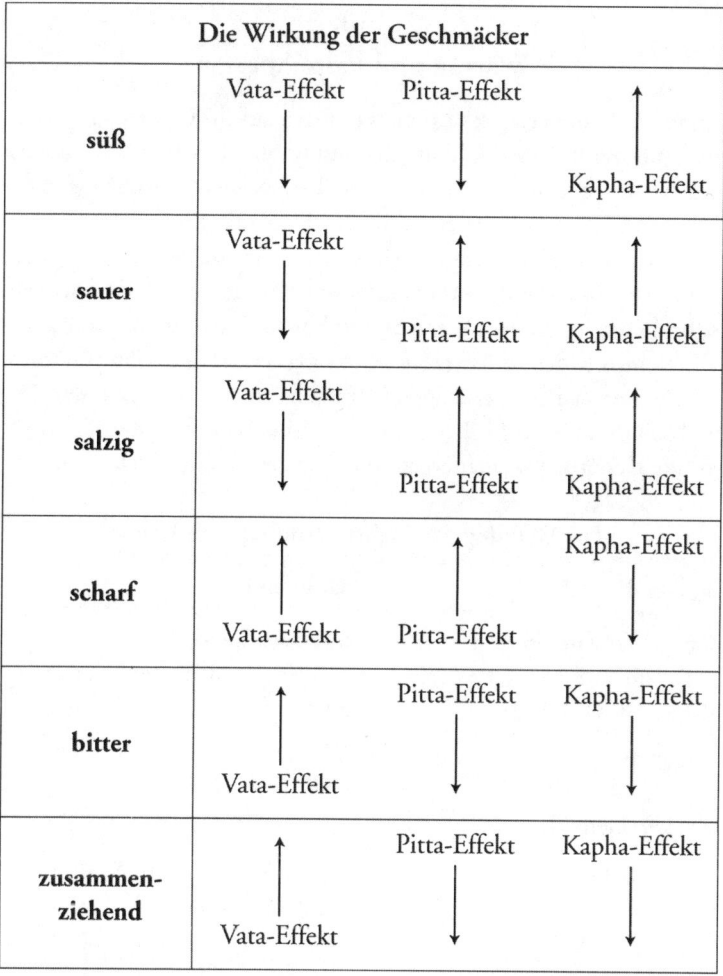

Die Wirkung der Geschmäcker

süß	Vata-Effekt ↓	Pitta-Effekt ↓	↑ Kapha-Effekt
sauer	Vata-Effekt ↓	↑ Pitta-Effekt	↑ Kapha-Effekt
salzig	Vata-Effekt ↓	↑ Pitta-Effekt	↑ Kapha-Effekt
scharf	↑ Vata-Effekt	↑ Pitta-Effekt	Kapha-Effekt ↓
bitter	↑ Vata-Effekt	Pitta-Effekt ↓	Kapha-Effekt ↓
zusammen-ziehend	↑ Vata-Effekt	Pitta-Effekt ↓	Kapha-Effekt ↓

Was Kapha stärkt (süß, sauer, salzig), baut Vata ab, und was Kapha schwächt (scharf, bitter, zusammenziehend), stärkt Vata. Nahrungsmittel mit hohen Blutzuckerindex sowie saure und salzige Speisen verstärken den Kapha-Effekt. Um Kapha und Übergewicht abzubauen, müssen Sie also die Nahrungsmittel essen, die im Gesundheitsprogramm für den Kapha-Ausgleich genannt sind (siehe Kapitel 14).

2. Index:
Warme und kalte Speisen

Auch die Temperatur des Essens wirkt sich auf Ihr Gewicht aus. Wärme erhöht Pitta, Kälte erhöht Vata und Kapha. Darum ist warmes Essen besser geeignet, um Kapha und Übergewicht abzubauen. Vom Geschmack her ist Kälte zuerst bitter, dann zusammenziehend, dann süß. Hitze ist scharf, dann sauer, dann salzig. In der obigen Tabelle bauen süß, bitter und zusammenziehend Pitta ab, während scharf, sauer und salzig es stärken. Wenn Sie ein Kapha-Typ sind oder an Kapha-Überschuss leiden, müssen Sie Ihr biologisches Feuer (Pitta) stärken, indem Sie scharfe, bittere und zusammenziehende Speisen essen.

Auch wenn Sie auf kalte Speisen (zum Beispiel Eiscreme oder eisgekühlte Getränke) verzichten, können Sie den Kapha-Effekt dämpfen.

Die Wirkung von Nahrungsmitteln auf Kapha

stärkend	dämpfend
fettige, feuchte Speisen, z. B. Milch, Käse, Butter, Ghee, Öl, Gebratenes	trockene Speisen, z. B. Trockenfrüchte, Granola, Brot, Cracker, Hirse, Gerste
Süßspeisen, z. B. Kohlenhydrate, Zucker, Getreide	scharfe Speisen, z. B. Cayenne, Chili, Ingwer, Zwiebeln
schwere Speisen, z. B. die meisten Fleischgerichte	leichte Speisen, z. B. Salat, Suppe, Obst, Gemüse

3. Index:
Tockene und feuchte Speisen

Wir können die Geschmäcker auch nach ihrer Feuchtigkeit ordnen. Süß ist am feuchtesten, dann folgen salzig und sauer. Scharf ist am trockensten, danach folgen bitter und zusammenziehend. Kapha ist mit dem Element Wasser verbunden, also feucht. Süße und fettreiche Speisen verstärken die Feuchtigkeit und den Kapha-Effekt, trockene Speisen dämpfen ihn.

4. Index:
Schwere und leichte Speisen

Nahrungsmittel sind entweder schwer oder leicht. Schwere Speisen wie Fleisch und Getreide sind fetthaltiger und schwerer zu verdauen. Schwerere, fettreiche Getreidearten sind Reis und Weizen. Leichtere Speisen wie Suppe, Salat und Gemüse sind leicht verdaulich. Wichtig ist auch, wie viel wir essen: Je größer die Menge, desto schwerer ist die Mahlzeit. Kapha ist schwer, Vata ist leicht; darum müssen wir leichte, gut verdauliche Speisen in mäßigen Mengen essen, um Kapha abzubauen. Das ist die Basis des Kapha-Gesundheitsprogramms.

Ayurvedisches Kapha-Programm zur Gewichtsabnahme

Das Verdauungsfeuer brennt von 10 bis 14 Uhr am stärksten. Darum sollten wir die größte Mahlzeit mittags einnehmen, denn zu dieser Zeit verdaut der Körper das Essen, ohne *Ama* (Giftstoffe oder Schlacken) zu bilden. Wenn Sie abnehmen wollen, essen Sie weniger als üblich, etwa Gemüsebrühe oder anstelle einer Mahlzeit ein Ersatzgetränk, dessen Eiweiß-, Kohlenhydrat- und Fettanteile ausgewogen sind. Mit entsprechenden Kräutern und Gewürzen können Sie Kapha noch mehr dämpfen. Ein solches eiweißreiches Getränk ist zwar nicht streng ayurvedisch, aber es ist leicht und wirkt, wenn es in das Gesamtprogramm zur Reduktion von Kapha passt.

Bei diesem Programm kehrt der gesunde Appetit bald zurück. Das ist ein Zeichen dafür, dass die Physiologie sich ändert. Ein guter Appetit ist ein Indiz für Gesundheit. Die folgende Mahlzeit sollte Kapha ebenfalls dämpfen. Wahrscheinlich sind Sie hungrig, wenn es Essenszeit ist. Essen Sie dann lieber früher als später und nach 19 Uhr nichts mehr, weil Ihre Verdauung sich sonst verlangsamt. Ein gutes Menü wäre beispielsweise gedünstetes Gemüse mit etwas Getreide, vielleicht ein Stück Fisch und geeignete Kräuter. Dieses Programm können Sie auch ohne Aufsicht 1 – 2 Monate lang befolgen.

Für den Kapha-Ausgleich

Ein hoher Blutzuckerindex stärkt Kapha;	*also schränken Sie Süßes ein.*
Kalte Speisen stärken Kapha;	*also essen Sie mehr warme Speisen.*
Feuchte Speisen stärken Kapha;	*also essen Sie mehr trockene und weniger feuchte Speisen.*
Schwere Speisen stärken Kapha;	*also essen Sie weniger schwere und mehr leichte Speisen.*

Für den Pitta-Ausgleich

Scharfe Speisen stärken Pitta;	*also schränken Sie scharfe Speisen ein.*
Warme Speisen stärken Pitta;	*also essen Sie weniger warme Speisen.*
Schwere Speisen stärken Pitta;	*also essen Sie weniger schwere und mehr leichte Speisen.*
Feuchte Speisen stärken Pitta;	*also essen Sie weniger feuchte und mehr trockene Speisen.*

Für den Vata-Ausgleich

Zusammenziehende Speisen stärken Vata;	*also essen Sie weniger zusammenziehende Speisen.*
Kalte Speisen stärken Vata;	*also essen Sie weniger kalte und mehr warme Speisen.*
Leichte Speisen stärken Vata;	*also essen Sie weniger leichte und mehr schwere Speisen.*
Trockene Speisen stärken Vata;	*also essen Sie weniger trockene und mehr feuchte Speisen.*

Drei Fallgeschichten

J. M. war ein übergewichtiger Mann von 28 Jahren, ein Kapha-Pitta mit deutlichem Kapha-Überschuss. Er war fast sein ganzes Leben lang zu dick gewesen. Als Kind war er „stämmig", als Erwachsener hatte er 50 Pfund Übergewicht. J. M. begann Anfang April mit dem Kapha-Programm. Obwohl er sich nicht streng daran hielt, nahm er in den folgenden fünf Monaten etwa 36 Pfund ab. Da das Kapha-Programm neben der Ernährung auch die gesamte Lebensweise regelt, kann er es sein Leben lang beibehalten, wenn ihm an optimaler Gesundheit gelegen ist. Als Kapha-Typ bleibt ihm gar nichts anderes übrig, und wenn er wieder zunimmt, muss er das Programm eben strikter befolgen.

H. D. ist 36 Jahre alt. Sie leidet seit mehreren Jahren an Übergewicht, Lethargie, Müdigkeit, Rückenschmerzen und Menstruationsbeschwerden. Sie ist eine Pitta-Kapha mit Kapha-Überschuss. Im Februar hörte sie meinen Vortrag über Ayurveda und bat mich um Hilfe. Nach einer Untersuchung empfahl ich ihr eine Kapha-Kur. Obwohl sie von Geburt an eine Pitta-Kapha war, hatte sich zuviel Kapha angesammelt. Sie nahm zu, weil sie Probleme mit dem Fettstoffwechsel hatte. Nach einer Pancha-Karma-Therapie hielt sie sich gewissenhaft an das Programm, und einige Monate später hatte sie 27 Pfund verloren und sah gesund aus. Jetzt begann sie mit einem ausgewogenen Pitta-Kapha-Programm. Sobald sie ihr Idealgewicht erreicht hat, wird sie zum Pitta-Programm übergehen und genau auf ihr Gewicht achten. Derzeit geht es ihr gut.

Die 64-jährige T. R. klagte über Müdigkeit, Nackenschmerzen, Schmerzen im Oberbauch, Schlafstörungen und Nervosität. Sie war ein Vata-Pitta-Typ mit extremem Vata-Überschuss. Eine Schilddrüsenüberfunktion kurbelte den Stoffwechsel so sehr an, dass sie zu mager war. Ich empfahl ihr Pancha-Karma und ein Vata-Programm. Sie hielt sich daran und nahm einige Pfund zu, weil sie nahrhafte Vata-Kost aß. Das restliche Programm befreite sie von ihrer Müdigkeit, von den Nackenschmerzen und fast vollständig von den Bauchschmerzen. Wenn sie das Programm weiter befolgt, kann sie völlig gesund werden und bleiben.

Zusammenfassung

Viele Menschen haben ein Problem mit ihrem Gewicht. Es ist fast unmöglich, abzunehmen oder zuzunehmen, wenn wir den Stoffwechsel unseres Körpertyps nicht verstehen. Barry Sears schlägt ein angemessenes Verhältnis zwischen Eiweiß, Kohlenhydraten und Fett als Voraussetzung für bessere Gesundheit vor. Mit seinen bahnbrechenden Forschungen hat er den populären Mythos zerstört, kohlenhydratreiche Kost bewirke unweigerlich eine Gewichtsabnahme.

Kaphas nehmen zu, weil sie mehr Insulin produzieren, wenn sie Kohlenhydrate essen. Pittas nehmen zu, weil sie Schwierigkeiten mit dem Fettstoffwechsel haben. Vatas haben oft mit Untergewicht zu kämpfen. Wenn der Kapha-Typ weniger Kohlenhydrate isst und das Kapha-Progrmamm befolgt, nimmt er ab. Auch der Pitta-Typ nimmt ab, wenn er den Fettverzehr einschränkt. Der Vata-Typ kann zunehmen, wenn er Kapha- und Pitta-Nahrungsmittel isst, also Fett und Kohlenhydrate. Alle Typen profitieren davon, wenn sie sich nach dem Blutzuckerindex richten und auf den Geschmack, die Temperatur, die Feuchtigkeit und die Schwere ihrer Mahlzeiten achten.

Kapitel 12

Die Diagnose des Körpertyps und seiner Stoffwechselzone

Sie können gesünder werden, wenn Sie Ihre genetische Veranlagung kennen und Ihren Körpertyp verstehen. Es ist zum Beispiel sehr wichtig zu wissen, ob Sie eher zu Herzinfarkt oder zu Krebs neigen. Ein Vata-Typ unterscheidet sich genetisch vom Pitta- und vom Kapha-Typ. Die Gene entscheiden über die Leistungsfähigkeit des Verdauungssystems, des Immunsystems, der Hormondrüsen und aller anderen Aspekte der Physiologie.

Der Zweck der Diagnose

Eine Diagnose soll in erster Linie die *Ursache* einer Krankheit bestimmen. Die westliche Schulmedizin legt großen Wert darauf, eine Krankheit von anderen Krankheiten zu unterscheiden und mit einem Namensetikett zu versehen. Das hält die ganzheitliche Medizin für zwecklos, weil kaum eine Krankheit eine einzige Ursache hat. Eine Krankheit ist ein Name, den wir einer Ansammlung von organischen Funktionsstörungen geben, die sich in bestimmten Symptomen äußern. Je mehr Organe gestört sind, desto größer ist die Gefahr, dass sich eine chronische Krankheit entwickelt.

Trotz gleicher Symptome kann die Diagnose unterschiedlich ausfallen. Wenn Sie zum Beispiel Kopfschmerzen haben, diagnostiziert – je nach Dauer und Häufigkeit – ein Schulmediziner Migräne, ein Chiropraktiker eine Subluxation der Wirbelsäule und ein Akupunkteur einen Chi-Mangel im Dickdarm. Alle können recht haben, eben weil Symptome meist mehrere Ursachen haben. Darum sind Diagnosen so schwierig.

Eine präzise Diagnose ist jedoch sehr wichtig. Es gibt viele Therapien, aber keine ist sinnvoll, solange keine Diagnose vorliegt. Eine Krankheit kann sich sehr schnell verschlimmern, und es ist Zeitverschwendung – oft sogar gefährlich –, verschiedene Therapien auszuprobieren, ohne ihre Wirkung zu kennen. Wenn Sie krank sind, müssen Sie einen Arzt oder Heilpraktiker konsultieren, der Diagnosen stellen kann, am besten einen Vertreter der ganzheitlichen Medizin. Leider arbeiten nur wenige Ärzte ganzheitlich, und die meisten Chiropraktiker beschränken sich auf die Behandlung der Wirbelsäule, obwohl der Patient vielleicht eine zusätzliche Therapie braucht. Andere „alternative" Naturheilverfahren können keine Diagnose stellen oder sind nicht als medizinische Grundversorgung anerkannt. Wie also können Sie sich gefahrlos helfen? Am besten dadurch, dass Sie sich informieren. Wenn Sie Ihren Körpertyp kennen und wissen, welche Lebensweise und welche Therapie für Sie optimal sind, können Sie selbst mehr für Ihre Gesundheit tun.

So diagnostizieren Sie Ihren Zustand

Die meisten Ärzte und Therapeuten verwenden Tests, um den Gesundheitszustand ihrer Patienten zu bestimmen. Das ist hilfreich – aber die moderne Medizin hat Ihnen wenig zu bieten, wenn Sie chronisch krank sind. Darum müssen Sie sich selbst helfen, indem Sie Ihren Zustand im Hinblick auf Ihren Körpertyp und mögliche Disharmonien diagnostizieren. Wenn Sie die Attribute von Vata, Pitta und Kapha kennen und wissen, welche Auswirkungen diese auf die Gesundheit haben, können Sie die Ursache einer Krankheit herausfinden.

Die innere Natur zurückgewinnen

Ich stelle mir unsere genetische Konstitution gerne als unsere wahre innere Natur vor. Wenn ein erworbenes Ungleichgewicht stärker wird, leidet diese natürliche Konstitution darunter. Wir verlieren sie zwar nicht, aber ihre Attribute werden von den stärkeren Attributen der

Disharmonie verdrängt. Wenn wir gesund werden wollen, streben wir im Grund zurück zu unserer wahren Natur. Wenn Kapha sich beispielsweise vermehrt, nimmt das angeborene Pitta ab und das biologische Feuer erlischt oder wird zumindest geschwächt. Das Leben kann sich drastisch ändern, wenn wir unser wahres Selbst wiederentdecken und damit auch verstehen, wo unsere Bestimmung liegt.

Zusammenfassung

Der eigentliche Zweck einer Diagnose ist das Aufspüren der tieferen Ursache einer Krankheit. Wir können die Diagnose erleichtern, wenn wir herausfinden, welchem Konstitutionstyp wir unserer genetischen Veranlagung nach angehören und wie er sich im Laufe der Jahre verändert hat. Dann können wir Krankheiten oder Beschwerden heilen und wieder ein Gleichgewicht herstellen.

Kapitel 13

Die Bestimmung des körperlichen und geistig-seelischen Typs

So stellen Sie Ihren Körpertyp fest

Ayurveda kennt sieben Körpertypen: Vata-Pitta, Vata-Kapha, Pitta-Vata, Pitta-Kapha, Kapha-Vata, Kapha-Pitta und Vata-Pitta-Kapha. Sie können Ihren Typ bestimmen, wenn Sie die Attribute der einzelnen Typen kennen. Ein Attribut von Vata ist beispielsweise „leicht". Wenn Sie also dünn und leicht sind oder mehr Vata-Eigenschaften haben als andere, sind Sie wahrscheinlich ein Vata-Typ. Wenn Sie schwer sind und leicht zunehmen, sind Sie wahrscheinlich *kein* Vata-Typ. So einfach ist das.

Um Ihren Körpertyp zu bestimmen, füllen Sie die zwei Fragebögen in diesem Kapitel aus. Der erste Test fragt nach Ihrem erworbenen konstitutionellen Ungleichgewicht, also wie Sie jetzt sind, der zweite will Ihre ursprünglich angeborene Konstitution ermitteln, das heißt, wie Sie in Ihrer Jugend waren oder als Sie noch eine bessere Gesundheit hatten. Angenommen, Sie sind ein 50-jähriger Mann, 1,75 Meter groß und wiegen 102 Kilo – dann haben Sie wahrscheinlich mehr Kapha-Eigenschaften. Wenn Sie aber als junger Mann nur 76 Kilo gewogen haben, könnten Sie von Natur aus mehr ein Pitta-Typ sein, denn dieser Typ hat einen mittleren Körperbau und ist leichter als der Kapha-Typ. Es kann sein, dass Sie sich im Laufe der Zeit ein Kapha-Ungleichgewicht *erworben* haben (haben Sie zu viel Eiscreme gegessen?), so wie es bei mir gewesen ist.

Es ist wichtig, beide Tests zu machen, denn wenn eine Diskrepanz zwischen ihnen besteht, können Sie mit dem entsprechenden Gesundheitsprogramm Ihres Körpertyps darauf reagieren..

Fragebogen I: Ihr erworbenes konstitutionelles

Beantworten Sie die folgenden Fragen, indem Sie sich so beschreiben, wie Sie jetzt oder seit Ausbruch Ihrer Krankheit sind. Wenn Sie zum Beispiel erst seit sechs Monaten an Müdigkeit, Schlafstörungen, Appetitmangel, Kopfschmerzen oder Angst leiden, antworten Sie nach dem jetzigen Stand. So können sie herausfinden, wo Disharmonien vorliegen.

Mein Haar ist	☐ fein, trocken, lockig
Meine Haarfarbe ist	☐ mittel- oder hellbraun
Meine Haarmenge ist	☐ durchschnittlich
Meine Hautfarbe ist	☐ trocken, rau, spröde
Meine Gesichtsfarbe ist	☐ dunkler
Ich habe	☐ schmalere Knochen als andere
Mein Körper ist	☐ dünn (ich nehme schwer zu)
Mein Energiepegel ist	☐ sehr wechselhaft
Meine Ausdauer ist	☐ wechselhaft (manchmal halte ich lange durch, ein andermal bin ich schnell müde)
Ich fühle mich wohl bei	☐ Wärme, nicht aber bei Kälte und Wind
Mein Appetit ist	☐ wechselhaft (manchmal lasse ich eine Mahlzeit ausfallen oder vergesse zu essen)

Zwischensumme 1:   ☐ *Vata*

Ungleichgewicht

0 = trifft gar nicht zu
1 = trifft ein wenig zu
2 = trifft recht gut zu
3 = trifft genau zu

☐ fein, glatt	☐ wellig, dicht, glänzend
☐ blond, rötlich oder früh ergraut	☐ dunkelbraun, schwarz
☐ spärlich oder zu früh kahl	☐ voll, dicht
☐ empfindlich, zart (was ich aber ungern zugebe)	☐ glatt und fettig
☐ rötlich, fleckig	☐ heller bis blass
☐ mittelschwere Knochen	☐ schwere, lange Knochen
☐ von durchschnittlichem Körperbau (manchmal nehme ich zu, aber ich nehme auch leicht ab)	☐ schwer (ich nehme schon zu, wenn ich ans Essen denke)
☐ mäßig bis hoch (ich kann mich problemlos anstrengen)	☐ meist recht gut, aber es dauert eine Weile, bis ich in Schwung komme
☐ sehr gut (ich halte anstrengende Tätigkeiten lange durch und habe immer etwas zu tun)	☐ hervorragend (ich übertreffe die meisten Leute, wenn ich will; aber ich gehe es lieber entspannt an)
☐ Kälte (ich schwitze leicht und mag den Winter)	☐ Wärme oder Kälte, aber nicht bei Feuchtigkeit, und ich halte auch Extreme aus
☐ vorzüglich (wenn ich hungrig bin, muss ich essen, sonst werde ich nervös und gereizt)	☐ gut (ich kann eine Mahlzeit auslassen, tue es aber meist nicht)

☐ *Pitta* ☐ *Kapha*

Übertrag 1: ☐ *Vata*

Ich esse gerne	☐ warm, fett, feucht
Ich esse meist	☐ schnell und oft viele kleine Mahlzeiten
Mein Schlaf ist	☐ sehr leicht (ich wache leicht auf und schlafe meist nur 4-6 Stunden)
Mein Interesse am Sex ist	☐ gering, außer wenn Romantik im Spiel ist
Ich bin empfindlich gegen	☐ Lärm und Chaos
Meine Gefühle und Launen	☐ schwanken oft und leicht (ich reagiere schnell oder übertrieben)
Auf Stress reagiere ich mit	☐ Angst, Besorgnis
Was Geld betrifft, bin ich	☐ impulsiv
Ich lerne	☐ sehr schnell, vergesse aber viel
Ich lerne am besten, wenn ich	☐ einem Redner zuhöre
Ich habe ein	☐ gutes Kurzzeitgedächtnis
Ich spreche	☐ rasch, präzise, begeistert, manchmal zu viel
Folgende positive Eigenschaft beschreibt mich am besten:	☐ lebhaft
In meinen Beziehungen bin ich	☐ imstande, mich an viele verschiedene Leute anzupassen, und ich habe viele Freunde
Andere halten mich für	☐ überspannt, abgehoben, unentschlossen

Zwischensumme 2: ☐ *Vata*

☐ *Pitta*	☐ *Kapha*
☐ kühl oder kalt	☐ warm und trocken
☐ mäßig schnell	☐ langsam, aber viel
☐ gut (ich schlafe 6-8 Stunden)	☐ sehr tief (ich wache schwer auf und schlafe 8-10 Stunden)
☐ mäßig bis stark	☐ meist sehr stark
☐ helles, blendendes Licht	☐ starke Gerüche
☐ intensiv (man hält mich für hitzig und leicht erregbar)	☐ gleichmäßig (ich werde nicht leicht wütend und habe es auch sonst nicht eilig)
☐ Reizbarkeit, Enttäuschung oder Wut	☐ Ruhe, Gelassenheit
☐ freigiebig (aber ich gebe selten zuviel aus)	☐ ein sparsamer Typ
☐ schnell	☐ ziemlich langsam, aber ich behalte es
☐ lese oder Bilder betrachte	☐ Verbindungen zu anderen Erinnerungen knüpfe
☐ gutes Gedächtnis	☐ sehr gutes Langzeitgedächtnis
☐ klar, detailliert, gut gegliedert	☐ langsam, bedachtsam, mit Pausen
☐ entschlossen	☐ gelassen, friedlich
☐ wählerisch	☐ zögerlich, was neue Freundschaften betrifft, aber treu
☐ intolerant, verärgert	☐ stur, langsam

☐ *Pitta*	☐ *Kapha*

Übertrag 2: ☐ *Vata*

Andere hätten mich gerne	☐ ruhiger und besser geerdet
Dieser Test macht mich	☐ unentschlossen
Ich mag körperliche Bewegung und Sport	☐ sehr (ich laufe, fahre Rad ...)
Ich verabscheue	☐ kaltes Wetter
Meine Stimmung	☐ ändert sich schnell
Ich arbeite	☐ sehr schnell, mit viel Unternehmungsgeist
Ich gehe	☐ schnell
Meine Ausscheidung	☐ Verstopfung, eher selten Stuhlgang
Mein Verstand ist	☐ unruhig, flink
Ich gerate in Erregung	☐ sehr leicht
Ich werde ängstlich	☐ leicht und oft
Meine Verdauung ist	☐ unregelmäßig, mal gut, mal schlecht
Mein Gedächtnis ist	☐ kurz
Ich reagiere auf Probleme	☐ ängstlich, unentschlossen, besorgt
Folgende gesunde Eigenschaften und Verhaltensweisen sind für mich typisch:	☐ fröhlich, begeistert, zäh, phantasievoll, spontan, empfindsam, erregt, freundlich, flexibel, anpassungsfähig, anregend, aufmerksam, die treibende Kraft einer Gesellschaft, optimistisch, geistig aktiv

Zwischensumme 3: ☐ *Vata*

☐ *Pitta*	☐ *Kapha*
☐ toleranter, weniger kritisch	☐ engagierter
☐ gereizt	☐ gelangweilt
☐ sehr (ich strenge mich dabei an)	☐ sehr wenig (aber ich fühle mich danach besser)
☐ heißes Wetter	☐ feuchte Kälte
☐ verändert sich eher langsam	☐ ist gleichmäßig
☐ in mittlerem Tempo	☐ langsam und methodisch
☐ in mittlerem Tempo, aber entschlossen	☐ langsam, stetig, bewusst
☐ Durchfallneigung	☐ fester Stuhl
☐ sehr scharf	☐ ruhig, stabil
☐ weniger leicht und selten	☐ langsam, selten
☐ gelegentlich	☐ selten
☐ sehr gut, aber ich habe manchmal Sodbrennen	☐ langsam, träge
☐ normal	☐ lang
☐ wütend, gereizt, enttäuscht	☐ ruhig und gleichmütig
☐ intelligent, selbstbewusst, unternehmungslustig, fröhlich, nett, stark, energisch, praktisch, fair, gerecht, mutig, überschwänglich, eine Führernatur, ehrgeizig, methodisch, leistungsfähig, anpassungsfähig, liebenswürdig, klar im Kopf, freundlich, entschlossen, inspirierend	☐ ruhig, friedlich, mitfühlend, mutig, liebevoll, versöhnlich, stetig, gelassen, stabil, geduldig, bescheiden, hingebungsvoll, unerschütterlich, großzügig, gut geerdet

☐ *Pitta*   ☐ *Kapha*

Übertrag 3: ☐ *Vata*

Folgende ungesunde Eigenschaften und Verhaltensweisen sind für mich typisch:

☐ ängstlich, nervös, quengelig, bekümmert, unruhig, apathisch, unkonzentriert, deprimiert, ungeduldig, unsicher, unberechenbar, angespannt, überaktiv, schnell erschöpft, chaotisch, überspannt, abgehoben, schnell entmutigt, kein Durchhaltevermögen

Wenn ich gesund bin, bin ich

☐ flexibel, gesellig, aufmerksam, aktiv, lebhaft, vital, unternehmungslustig, anpassungsfähig, begeistert, gutes Gemeinschaftsgefühl, schnell von Begriff, energisch, positiv eingestellt, initiativ, zupackend

Wenn ich mich nicht wohl fühle, bin ich

☐ unzuverlässig, nicht vertrauenswürdig, ängstlich, gestresst, oberflächlich, nervös, unruhig, verstört, unentschlossen

Wenn ich mein Verhalten als ungesund ansehe, dann bin ich

☐ verletzend, unehrlich, verschlossen, lebensmüde, deprimiert, furchtsam, selbstzerstörerisch, süchtig

Ich neige zu den Beschwerden

☐ nervöse Störungen, Rückenschmerzen, Nackenschmerzen, Kopfschmerzen, Verstopfung, Depressionen, Krampfadern, Schlaflosigkeit, trockene Haut, Falten

Zwischensumme 4: ☐ *Vata*

☐ autoritär, wütend, nachtragend, feindselig, selbstkritisch, reizbar, ungeduldig, launisch, streitsüchtig, tyrannisch, intolerant, nörglerisch, verletzend, heißblütig, enttäuscht

☐ lästig, besitzergreifend, bemutternd, übertrieben fürsorglich, manipulativ, still, zurückgezogen, hoffnungslos, starr, nicht anpassungsfähig, unsicher, unerwünscht, ungeliebt, ein Zauderer, passiv, gierig, unflexibel, stur, träge

☐ ein klarer Denker, intellektuell, vernünftig, geistreich, intelligent, aufmerksam, herzlich, freundlich, mutig, eine Führernatur, unabhängig, weit blickend, vorurteilsfrei

☐ friedfertig, zufrieden, stabil, beständig, treu, standhaft, ehrlich, hilfsbereit, ruhig, liebevoll, versöhnlich, mitfühlend, hingebungsvoll, empfänglich

☐ impulsiv, ehrgeizig, aggressiv, störrisch, stur, kritisch, autoritär, manipulativ, wütend, stolz

☐ zu anhänglich, gierig, geizig, begehrlich, egoistisch, materialistisch, sentimental, verrückt nach Luxus, bequemlich, sehr autoritär, zwanghaft

☐ unausstehlich, gemein, negativ, zornig, verächtlich, hasserfüllt

☐ lustlos, gefühllos, unbeteiligt, apathisch, rücksichtslos, träge, grob, lethargisch

☐ Magen- oder Zwölffingerdarm-Geschwüre, Leberbeschwerden, Entzündungen, Fieber. Kolitis, Bluthochdruck, Sodbrennen

☐ Erkältungen, Grippe, Bronchitis, Nebenhöhlenentzündung und -vereiterung, Allergien, Diabetes, Asthma, Halsentzündung

Ich habe manchmal oder oft LYMPHE (RASA)	☐ kalte Hände und Füße, trockene Haut, eingefallene Augen, Taubheit, Hautverfärbungen, Psoriasis, Ekzem, trockenen Husten, Angst, Mangel an Selbstvertrauen, Unsicherheit
Ich habe manchmal oder oft BLUT (RAKTA)	☐ Benommenheit, trockene Ekzeme, blaue Flecke, Herzklopfen, Anämie, Herzkrankheiten, Gicht, Krampfadern, Bluthochdruck
Ich habe manchmal oder oft MUSKELN (MAMSA)	☐ Muskelkrämpfe, Muskelschwund, Auszehrung, schlechte Koordination, Zuckungen, Muskelschmerzen
Ich habe manchmal oder oft FETT (MEDAS)	☐ trockene Haut, Kreuzschmerzen, knackende Gelenke, starken Durst, Diabetes, Auszehrung
Ich habe manchmal oder oft KNOCHEN (ASTHI)	☐ Haarausfall, brüchige Nägel, schwache Knochen, Knochenbrüche, Knochen- und Gelenkschmerzen, Arthritis, Osteoporose, rheumatoide Arthritis, Karies
Ich habe manchmal oder oft NERVENSYSTEM/ KNOCHENMARK	☐ Benommenheit, Ohnmacht, schlechte Koordination, schwache Nerven, Nervenschmerzen, schmerzende und knackende Gelenke, Ohrenklingen, Zittern, Nervosität, Schlaflosigkeit, Angst, Ischias, Neuralgie, Leeregefühl, Gedächtnisverlust

Zwischensumme 5: ☐ *Vata*

☐ *Pitta*	☐ *Kapha*
☐ Fieber, Akne, Hitzewallungen, empfindliche Augen, Reizbarkeit, starker Schweiß und starker Durst, Halsentzündung, Psoriasis, Ekzem, Bronchitis	☐ Ödeme, geschwollene Gelenke, Appetitmangel, Lethargie, häufige Erkältungen, Bronchialkatarrh
☐ Hitzewallungen, gerötete Haut, Brennen in Händen und Füßen, Entzündungen, Ausschlag, Nasenbluten, Dermatitis	☐ hoher Cholesterinspiegel, schlechte Durchblutung, Anämie, Gallensteine, Gallenblasen- oder Leberstau
☐ Muskelentzündung, Sehnenentzündung, Bursitis, Geschwüre, Gastritis, Entzündungen im Magen-Darm-Trakt	☐ viel Nasenschleim, Muskelschwellungen, mangelnde Beweglichkeit, steife Muskeln, Lethargie
☐ starkes Schwitzen, Zellulitis, Nierenentzündung, starker Harndrang	☐ hoher Cholesterinspiegel, Übergewicht, hoher Trigliceridspiegel, Müdigkeit, chronische Infektionen, Pankreas- und Milzstörungen
☐ ergrauendes Haar, frühe Kahlheit, Nagelinfektionen, Gelenkschmerzen, gerötete Gelenke, entzündliche Arthritis	☐ geschwollene Gelenke, Knochensporne
☐ Lähmungen, Wut, Reizbarkeit, extrem scharfes Wahrnehmungsvermögen, Neuritis, Anämie, Benommenheit, Kopfschmerzen	☐ dumpfe Schmerzen, unempfindliche Nerven, getrübte Sinnesorgane

☐ *Pitta*　　　　　　　☐ *Kapha*

Übertrag 5: ☐ *Vata*

Ich habe manchmal oder oft
FORTPFLANZUNG (SHUKRA)

☐ einen unregelmäßigen Hormon-
zyklus, schmerzhafte Menstruation, einen unregelmäßigen
Monatszyklus, Nervosität, Angst,
wenig Lust auf Sex, wenig Vitalität

SUMME: ☐ VATA

höchste Punktzahl ☐ Körpertyp ——————————

zweithöchste Punktzahl ☐ Körpertyp ——————————

Mein erworbener (derzeitiger) Körpertyp ist: ——————————

(Vata-Pitta, Pitta-Vata, Kapha-Pitta usw.)

☐ *Pitta*	☐ *Kapha*
☐ Entzündungen der Geschlechtsorgane, Gebärmutterblutungen, schmerzhafte Menstruation, Prostataschwellung	☐ Prostatavergrößerung, Unfruchtbarkeit, Impotenz, Endometriose, häufig Erkältungen und Grippe, wenig Energie, Lustlosigkeit

☐ PITTA ☐ KAPHA

Fragebogen II: Ihre angeborene Konstitution

Mit diesem Fragebogen können Sie Ihren eigentlichen, angeborenen körperlichen und geistig-seelischen Typ herausfinden. Beispielsweise kann es sein, dass Ihre Bewegungslust und Ihr Stoffwechsel sich im Laufe der Jahre verändert haben. Vielleicht haben Sie zugenommen, Ihr Körper sieht anders aus, fühlt sich anders und reagiert anders als früher. Alte Bilder im Familienalbum scheinen einen anderen Menschen zu zeigen. Möglicherweise hat sich zu viel Kapha angesammelt, Sie haben Übergewicht, Sie fühlen sich aus anderen Gründen nicht wohl. Dieser Test ermittelt den Körpertyp, den Sie früher hatten, oder den Sie von Natur aus haben. Wichtig ist hier also nicht, wie Sie jetzt sind, sondern wie Sie bei bester Gesundheit im Alter von 20 bis 30 Jahren waren.

Wenn Sie unter 30 und völlig gesund sind, brauchen Sie nur diesen Test zu machen.

Mein Haar war	☐ fein, trocken, lockig
Meine Haarfarbe war	☐ mittel- oder hellbraun
Meine Haarmenge war	☐ durchschnittlich
Meine Hautfarbe war	☐ trocken, rau, sprödere
Meine Gesichtsfarbe war	☐ dunkler
Ich hatte	☐ schmalere Knochen als andere
Mein Körper war	☐ dünn (ich nahm schwer zu)
Mein Energiepegel war	☐ sehr wechselhaft
Meine Ausdauer war	☐ wechselhaft (manchmal hielt ich lange durch, ein andermal habe ich nur wenig geschafft)

Zwischensumme 1: ☐ *Vata*

0 = trifft gar nicht zu
1 = trifft ein wenig zu
2 = trifft recht gut zu
3 = trifft genau zu

☐ fein, glatt	☐ wellig, dicht, glänzend
☐ blond, rötlich oder früh ergraut	☐ dunkelbraun, schwarz
☐ spärlich oder zu früh kahl	☐ voll, dicht
☐ empfindlich, zart	☐ glatt und fettig
☐ rötlich, fleckig	☐ heller bis blass
☐ mittelschwere Knochen	☐ schwere, lange Knochen
☐ von durchschnittlichem Körperbau (manchmal nahm ich zu, aber ich nahm auch leicht ab)	☐ schwer (ich nahm schon zu, wenn ich nur ans Essen dachte)
☐ mäßig bis hoch (ich konnte mich problemlos anstrengen)	☐ meist recht gut, aber es dauerte eine Weile, bis ich in Schwung kam
☐ sehr gut (ich hielt anstrengende Tätigkeiten lange durch und hatte immer zu tun)	☐ hervorragend (ich übertraf die meisten Leute, wenn ich wollte; aber ich ging es lieber entspannt an)
☐ *Pitta*	☐ *Kapha*

Übertrag 1: ☐ *Vata*

Ich fühlte mich wohl bei	☐ Wärme, nicht aber bei Kälte und Wind
Mein Appetit war	☐ wechselhaft (manchmal ließ ich eine Mahlzeit ausfallen oder vergaß zu essen)
Ich aß gerne	☐ warm, fett, feucht
Ich aß meist	☐ schnell und oft viele kleine Mahlzeiten
Mein Schlaf war	☐ sehr leicht (ich wachte leicht auf und schlief 4-6 Stunden)
Mein Interesse am Sex war	☐ gering, außer wenn Romantik im Spiel war
Ich war empfindlich gegen	☐ Lärm und Chaos
Meine Gefühle und Launen	☐ schwankten oft und leicht (ich reagierte schnell oder übertrieben)
Auf Stress reagierte ich mit	☐ Angst, Besorgnis
Was Geld betrifft, war ich	☐ impulsiv
Ich lernte	☐ sehr schnell, ich vergaß aber viel
Ich lernte am besten, wenn ich	☐ einem Redner zuhörte
Ich hatte ein	☐ gutes Kurzzeitgedächtnis
Ich sprach	☐ rasch, präzise, begeistert, manchmal zu viel

Zwischensumme 2: ☐ *Vata*

☐ Pitta	☐ Kapha
☐ Kälte (ich schwitzte leicht und mochte den Winter)	☐ Wärme oder Kälte, aber nicht bei Feuchtigkeit (ich hielt auch Extreme aus)
☐ vorzüglich (wenn ich hungrig war, musste ich essen, sonst wurde ich nervös und gereizt)	☐ gut (ich konnte eine Mahlzeit auslassen, tat es aber meist nicht)
☐ kühl oder kalt	☐ warm und trocken
☐ mäßig schnell	☐ langsam, aber viel
☐ gut (ich schlief 6-8 Stunden)	☐ sehr tief (ich wachte schwer auf und schlief 8-10 Stunden)
☐ mäßig bis stark	☐ meist sehr stark
☐ helles, blendendes Licht	☐ starke Gerüche
☐ intensiv (man hielt mich für hitzig und leicht erregbar)	☐ gleichmäßig (ich wurde nicht leicht wütend und hatte es auch sonst nicht eilig)
☐ Reizbarkeit, Enttäuschung oder Wut	☐ Ruhe, Gelassenheit
☐ freigiebig (aber ich gab selten zuviel aus)	☐ ein sparsamer Typ
☐ schnell	☐ ziemlich langsam, aber ich behielt es
☐ las oder Bilder betrachtete	☐ Verbindungen zu anderen Erinnerungen knüpfte
☐ gutes Gedächtnis	☐ sehr gutes Langzeitgedächtnis
☐ klar, detailliert, gut gegliedert	☐ langsam, bedachtsam, mit Pausen

☐ Pitta   ☐ Kapha

Übertrag 2: ☐ *Vata*

Folgende positive Eigenschaft beschrieb mich am besten:	☐ lebhaft
In meinen Beziehungen war ich	☐ imstande, mich an viele verschiedene Leute anzupassen, und ich hatte viele Freunde
Andere hielten mich für	☐ überspannt, abgehoben, unentschlossen
Andere hätten mich lieber so gehabt	☐ ruhiger und besser geerdet
Dieser Test hätte mich damals	☐ unentschlossen gemacht
Ich liebte körperliche Bewegung und Sport	☐ sehr (ich lief, fuhr Rad ...)
Ich verabscheute	☐ kaltes Wetter
Meine Stimmung	☐ änderte sich schnell
Ich arbeitete	☐ sehr schnell, mit viel Unternehmungsgeist
Ich ging	☐ schnell
Meine Ausscheidung	☐ Verstopfung, eher selten Stuhlgang
Mein Verstand war	☐ unruhig, flink
Ich geriet in Erregung	☐ sehr leicht
Ich wurde ängstlich	☐ leicht und oft
Meine Verdauung war	☐ unregelmäßig, mal gut, mal schlecht
Mein Gedächtnis war	☐ kurz
Ich reagierte auf Probleme	☐ ängstlich, unentschlossen, besorgt

Zwischensumme 3: ☐ *Vata*

☐ *Pitta*	☐ *Kapha*

| ☐ entschlossen | ☐ gelassen, friedlich |
| ☐ wählerisch | ☐ zögerlich, was neue Freund schaften betrifft, aber treu |

| ☐ intolerant, verärgert | ☐ stur, langsam |

| ☐ toleranter, weniger kritisch | ☐ begeistert, engagiert |
| ☐ gereizt | ☐ gelangweilt |

☐ sehr (ich strengte mich dabei an)	☐ sehr wenig (aber ich fühlte mich danach besser)
☐ heißes Wetter	☐ feuchte Kälte
☐ veränderte sich eher langsam	☐ war gleichmäßig
☐ in mittlerem Tempo	☐ langsam und methodisch

☐ in mittlerem Tempo, aber entschlossen	☐ langsam, stetig, bewusst
☐ Durchfallneigung	☐ fester Stuhl
☐ sehr scharf	☐ ruhig, stabil
☐ weniger leicht und selten	☐ langsam, selten
☐ gelegentlich	☐ selten
☐ sehr gut, aber ich hatte manchmal Sodbrennen	☐ langsam, träge
☐ normal	☐ lang
☐ wütend, gereizt, enttäuscht	☐ ruhig und gleichmäßig

☐ *Pitta*	☐ *Kapha*

Übertrag 3:   ☐ *Vata*

Folgende gesunde Eigenschaften
und Verhaltensweisen waren für
mich typisch:

☐ fröhlich, begeistert, zäh, phantasie-
voll, spontan, empfindsam, erregt,
freundlich, flexibel, anpassungsfähig, anregend, aufmerksam, die
treibende Kraft einer Gesellschaft,
optimistisch, geistig aktiv

Folgende ungesunde Eigen-
schaften und Verhaltensweisen
waren für mich typisch:

☐ ängstlich, nervös, quengelig,
bekümmert, unruhig, apathisch,
unkonzentriert, deprimiert, ungeduldig, unsicher, unberechenbar,
angespannt, überaktiv, schnell
erschöpft, chaotisch, überspannt,
abgehoben, schnell entmutigt,
kein Durchhaltevermögen

SUMME: ☐ VATA

höchste Punktzahl   ☐ Körpertyp ————————————

zweithöchste Punktzahl   ☐ Körpertyp ————————————

Mein angeborener konstitutioneller Körpertyp ist: ————————————
(Vata-Pitta, Pitta-Vata, Kapha-Pitta usw.)

☐ *Pitta* ☐ *Kapha*

☐ intelligent, selbstbewusst, unternehmungslustig, fröhlich, nett, stark, energisch, praktisch, fair, gerecht, mutig, überschwänglich, eine Führernatur, ehrgeizig, methodisch, leistungsfähig, anpassungsfähig, liebenswürdig, klar im Kopf, freundlich, entschlossen, inspirierend

☐ ruhig, friedlich, mitfühlend, mutig, liebevoll, versöhnlich, stetig, gelassen, stabil, geduldig, bescheiden, hingebungsvoll, unerschütterlich, großzügig, gut geerdet

☐ autoritär, wütend, nachtragend, feindselig, selbstkritisch, reizbar, ungeduldig, launisch, streitsüchtig, tyrannisch, intolerant, nörglerisch, verletzend, heißblütig, enttäuscht

☐ lästig, besitzergreifend, bemutternd, übertrieben fürsorglich, manipulativ, still, zurückgezogen, hoffnungslos, starr, nicht anpassungsfähig, unsicher, unerwünscht, ungeliebt, ein Zauderer, passiv, gierig, unflexibel, stur, träge

☐PITTA ☐KAPHA

Welcher Typ bin ich?

Wenn Sie alle Fragen beantwortet haben, vergleichen Sie die Punkte. Ist Ihr höchster Wert bei beiden Tests gleich, gehören Sie wahrscheinlich dem betreffenden Typ an. Ein Beispiel: Wenn der Pitta-Wert bei beiden Tests hoch und der Kapha-Wert der zweithöchste ist, sind Sie ein Pitta-Kapha-Typ und halten sich an das Pitta-Programm. Unterscheidet sich jedoch der höchste Wert beim Test I vom höchsten Wert beim Test II, liegt ein Ungleichgewicht vor. Zum Beispiel: Beim Test I war Ihr Kapha-Wert am höchsten, dann folgte Pitta und zum Schluss Vata. Beim Test II war jedoch der Pitta-Wert am höchsten und an zweiter und dritter Stelle folgten Kapha und Vata. In diesem Fall sind Sie wahrscheinlich von Natur aus ein Pitta-Kapha-Typ und leiden derzeit an einem Kapha-Ungleichgewicht. Daher sollten Sie das Kapha-Programm befolgen, weil es Kapha reduziert und Pitta und Vata stärkt. Das gilt so lange, bis Sie das Idealgewicht Ihres angeborenen Konstitutionstyps wieder erreicht haben und auch andere Symptome einer Unausgewogenheit.

Praktische Folgerungen

Sie wissen nun, welcher Typ Sie von Geburt aus veranlagungsgemäß sind und welchem Typ Sie Ihrem derzeitigen Zustand nach angehören. Sind die beiden Testergebnisse im Wesentlichen identisch, befolgen Sie einfach das Programm für den Typ mit dem höchsten Wert. Wenn die Ergebnisse voneinander abweichen, richten Sie sich nach dem höchsten Wert im ersten Test. Ein Beispiel: Sie sind von Natur aus ein Kapha-Pitta, neigen aber laut Test I heute zu Pitta-Kapha. Darum richten Sie sich nach dem Pitta-Programm, um Pitta abzubauen und wieder so zu werden, wie die Natur Sie haben will. Mit anderen Worten: Das Vata-Programm ist dazu da, um Vata zu reduzieren, denn ein Vata-Typ neigt von Natur aus dazu, zu viel Vata anzusammeln. Aus dem gleichen Grund dämpft das Pitta-Programm Pitta, und das Kapha-Programm baut Kapha ab.

Mein angeborener körperlicher und geistig-seelischer Typ ist:

_____

(siehe Ergebnis auf Seite 126)

Mein erworbener (derzeitiger) körperlicher und geistig-seelischer Typ ist:

_____

(siehe Ergebnis auf Seite 118)

Ich befolge also folgendes Programm:

☐   Vata-Programm

☐   Pitta-Programm

☐   Kapha-Programm

Kapitel 14

Gesundheitsprogramme für die Körpertypen

Wenn Sie gesund werden wollen, ist Ihre aktive Mitarbeit die wichtigste Voraussetzung. Was Sie im täglichen Leben tun, ist viel wichtiger als alles, was ein Arzt für Sie tut. Zu einem gesunden Leben gehören gesunde Ernährung, genügend Bewegung und das Streben nach Ganzheit. Eine ärztliche Behandlung ist notwendig, wenn Sie nicht mehr aus eigener Kraft gesund werden können. Eine Therapie nützt jedoch nichts, wenn Sie sich falsch ernähren und zu wenig bewegen. Sie müssen ausgewogen leben und Krankheiten vorbeugen – dafür gibt es keinen Ersatz. Jeder Mensch ist für seine Gesundheit selbst verantwortlich.

Was habe ich davon, wenn ich im Optimalbereich meines Körpertyps lebe?

Das Gesundheitsprogramm für Ihren Körpertyp hat folgende Wirkungen:
- Es zeigt Ihnen, wie Sie gemäß Ihrer wahren Natur leben können.
- Es verhilft Ihnen zu natürlicher Gesundheit.
- Es hilft Ihnen, heil, also *ganz* zu werden.
- Es fördert das Wohlbefinden.
- Es bringt langfristigen Nutzen.
- Es unterstützt Sie beim aktiven Einsatz für Ihre Gesundheit.

Was ist zu tun?

Inzwischen wissen Sie, zu welchem der sieben Körpertypen Sie gehören: Vata-Pitta, Vata-Kapha, Pitta-Vata, Pitta-Kapha, Kapha-Vata, Kapha-Pitta oder Vata-Pitta-Kapha. Wenn Ihr Höchstwert in beiden Tests der gleiche ist, halten Sie sich natürlich an das Programm für den betreffenden Typ. Weichen die Testergebnisse jedoch voneinander ab, befolgen Sie das Programm für den höchsten Wert in Test I. Wie bereits gesagt, baut das Pitta-Programm Pitta ab, das Kapha-Programm Kapha, und das Vata-Programm reduziert Vata; denn jedes der Veranlagung entsprechende Dosha neigt von Natur aus dazu, stärker zu werden.

Damit Sie auf keinen Fall Ihre Konstitution verleugnen, wiederholen Sie die Tests. Wenn Sie zum Beispiel primär Pitta sind (Test II), aber Übergewicht haben, ist nicht das Pitta-, sondern das Kapha-Programm für Sie die beste Wahl, denn Sie wollen ja abnehmen. Viele Gesundheitsprogramme scheitern allein deshalb, weil das Dosha falsch bestimmt wurde.

Integrieren Sie das Programm so gut wie möglich in Ihr Alltagsleben. Meist dauert es eine oder zwei Wochen, bis Sie sich an eine Maßnahme gewöhnt haben und die nächste hinzufügen können. Vatas sollten nichts überstürzen, Pittas müssen nicht alles an einem Tag schaffen, und Kaphas dürfen nichts aufschieben. Versuchen Sie zu verstehen, was die einzelnen Maßnahmen bewirken. Wenn die Wirkung positiv ist, machen Sie weiter.

Die folgenden Empfehlungen sind nach meiner Erfahrung am wirksamsten und am einfachsten zu befolgen.

Gesundheitsprogramme nach Körpertypen

Das Gesundheitsprogramm für die einzelnen Körpertypen enthält Empfehlungen für das tägliche Leben. Früher überreichte ich meinen Patienten das gesamte Programm beim ersten Besuch und erwartete, dass sie es befolgten. Natürlich waren sie derart überwältigt, dass sie gar nicht erst anfingen. Heute bitte ich meine Patienten, so vorzugehen, als würden sie Gitarrespielen lernen: diese Woche die G-Saite und die D-Saite, nächste Woche A7 und b-moll (ich bin auch Musiklehrer). Vielleicht wissen Sie, dass das ausreicht, um viele Stücke spielen zu können. Wenn Sie jedoch die ersten zwei Saiten nicht beherrschen, helfen Ihnen die folgenden nicht viel. Wie das Gitarrespiel müssen Sie auch das gesunde Leben üben, üben und nochmals üben, bis es in Fleisch und Blut übergeht. Dann werden Sie, was Sie wirklich sind.

Jedes Programm besteht aus vier Teilen. Am besten befassen Sie sich eine oder zwei Wochen mit Teil I, bis Sie damit vertraut sind, und nehmen dann Teil II dazu. Nach etwa vier Wochen ist das gesamte Programm für Sie etwas ganz Natürliches.

Um wieder ins Gleichgewicht zu kommen und gesund zu werden, ist Ihre aktive Mitarbeit unerlässlich. Was Sie im täglichen Leben tun, ist viel wichtiger als alles, was Ärzte für Sie tun können. Zu einem gesunden Leben gehören richtige Ernährung, genügend Bewegung und das Streben nach Ganzheit. Einen Arzt brauchen Sie, wenn Sie nicht mehr aus eigener Kraft gesund werden können. Aber auch ein Arzt kann Ihnen nicht helfen, wenn Sie sich weiter falsch ernähren und zu wenig bewegen oder unausgewogen leben und Krankheiten nicht vorbeugen. Es gibt keinen Ersatz für eine gesunde Lebensweise. Letztlich sind Sie für Ihre Gesundheit selbst verantwortlich.

Das Vata-Ausgleichsprogramm

Vata beschleunigt den Stoffwechsel und den Abbau von Geweben. Mit den folgenden Maßnahmen können Sie den Vata-Effekt dämpfen und den Pitta- und Kapha-Effekt verstärken. Dadurch beruhigen sie das Nervensystem. Vatas müssen sich *entspannen,* darum ist Meditation für sie sehr wichtig.

Teil 1:
Regelmäßige Lebensgewohnheiten

- Regelmäßigkeit ist unerlässlich, wenn Sie Vata reduzieren wollen, einerlei, welcher Typ Sie sind. Die meisten Menschen sind nicht an ein regelmäßiges Leben gewöhnt und verstehen nicht, warum es wichtig ist. Da der Vata-Aspekt unserer Natur so empfindlich und wechselhaft ist, löst das moderne, hektische Leben Angst, Nervosität und Unruhe aus – ein Vata-Effekt. Wenn der Sympathikus übererregt ist, müssen wir ihn beruhigen. Der Körper tanzt nach dem Rhythmus, den Vata ihm vorschreibt. Darum brauchen wir langsamere Musik, und ein regelmäßiges Leben trägt dazu bei. Am besten stehen Sie jeden Tag zur gleichen Zeit auf und gehen zur gleichen Zeit zu Bett. Achten Sie auch auf Regelmäßigkeit beim Essen, beim Ausruhen und beim Stuhlgang. Wenn Sie jeden Tag zur gleichen Zeit essen, bleibt das Verdauungsfeuer kräftig, die Verdauung regelmäßig und der Blutzuckerspiegel konstant. Auch beim Körpertraining ist Regelmäßigkeit wichtig. Das heißt nicht, dass Sie erstarren sollen – im Gegenteil, Sie werden dadurch flexibler, denn Regelmäßigkeit ist Öl für das trockene Vata-Rad. Wenn Sie Vata dämpfen, regulieren Sie damit auch den Pitta- und Kapha-Aspekt Ihrer Natur, denn Vata ist Bewegung, und jeder Wandel geht mit Vata einher. Für einen Vata-Typ ist Regelmäßigkeit von allergrößter Bedeutung für ein Gesundheits- und Ausgleichsprogramm.

- Erstellen Sie einen schriftlichen Plan für die ersten paar Wochen. Nach einiger Zeit wird daraus eine gesunde Gewohnheit, die keine Mühe mehr macht.
- Um das kalte Vata zu reduzieren, sollten Sie während des Tages häufig warmes Wasser trinken. Erhitzen Sie das Wasser, und nehmen Sie es in einer Thermosflasche mit zur Arbeit oder wenn Sie unterwegs sind. Trinken Sie jede halbe Stunde einen Schluck oder zwei. Es ist sinnlos, morgens mehrere Tassen auf einmal und dann gar nichts mehr zu trinken.
- Kauen Sie nach dem Essen etwa $1/4$ Teelöffel Fenchelsamen, um die Verdauung zu unterstützen. Kauen Sie gründlich, behalten Sie die Körner eine Weile im Mund und schlucken sie dann.
- Da Vata kalt ist, müssen Vatas sich warm halten. Ein Vata-Typ kann es sich nicht leisten auszukühlen. Selbst kalte Getränke können das Verdauungsfeuer schwächen.

Teil II:
Die Ernährung zur Reduktion von Vata

Besonders wichtig ist eine ausgewogene, gesunde Ernährung mit frischen, hochwertigen, wohlschmeckenden und nahrhaften Speisen. Ayurveda rät, das Essen kurz vor dem Verzehr zuzubereiten. Das spricht selbstverständlich gegen Fastfood, Konserven, Fertiggerichte, Imbisskost und Reste von gestern. In der heutigen Zeit können derartige Nahrungsmittel nur durch bewusste Anstrengung vermieden werden. Vata hat die natürliche Tendenz, stärker zu werden. Wenn es überhand nimmt, müssen Sie es also dämpfen. Die empfohlene Ernährung trägt dazu bei, Vata-Attribute wie kalt, trocken, leicht, schnell, rau und unregelmäßig abzubauen. Warme, feuchte Speisen wirken der Kälte und Trockenheit von Vata entgegen.

- Essen Sie mehr warme, schwere, ölige Speisen. Sie verstärken den Pitta- und Kapha-Effekt.
- Essen Sie weniger kalte, trockene, leichte Speisen, da sie sonst den Vata-Effekt verstärken.
- Essen Sie mehr süße, saure, salzige Speisen. Sie stärken so den Pitta- und Kapha-Effekt.
- Essen Sie weniger würzige, bittere, zusammenziehende Speisen, denn diese stärken den Vata-Effekt.
- Sie dürfen ziemlich viel essen, aber nicht mehr, als Sie problemlos verdauen können. Essen Sie regelmäßig. Vatas vergessen oft eine Mahlzeit (Pittas können das kaum glauben). Das Verdauungssystem des Vata-Typs arbeitet unregelmäßig; darum verdaut es heute vielleicht nur schwer, was ihm gestern keine Mühe machte.
- Milchprodukte in kleinen Mengen dämpfen Vata.
- Süßstoffe in kleinen Mengen dämpfen Vata und sind deshalb ausdrücklich erlaubt.
- Öle reduzieren Vata ebenfalls.
- Reis und Weizen sind gut für den Vata-Typ. Weniger geeignet sind Gerste, Mais, Hirse, Buchweizen, Roggen und Hafer.
- Bevorzugen Sie süße, saure und schwere Früchte, wie Bananen, Avocados, Weintrauben, Orangen, Kirschen, Pfirsiche, Mangos, Papayas, Melonen, Beeren, Pflaumen und Ananas. Essen Sie weniger trockene oder leichte Früchte, wie Äpfel, Birnen und Trockenfrüchte.

- Essen Sie mehr gedünstetes Gemüse, da es leichter verdaulich ist. Rohes Gemüse und Salate dürfen Sie gelegentlich essen.
- Auch einige Gewürze dämpfen Vata: Zimt, schwarzer Pfeffer, Kardamom, Kreuzkümmel, Salz, Gewürznelken, Senfsamen.
- Nüsse sind gut für Vatas. Sie müssen aber gut gekaut werden.
- Meiden oder reduzieren Sie Bohnengerichte (mit Ausnahme von Tofu), denn Sie sind schwer verdaulich. Vatas verdauen Eiweiß schlechter als Pittas und Kaphas, und die Folge sind unverdaute Reste, die zu Blähungen führen.
- Dennoch braucht auch der Vata-Typ ausreichend Eiweiß. Essen Sie Fleisch, Fisch, Geflügel und Meeresfrüchte in kleinen Mengen, und kauen Sie gut.
- Ayurveda lehrt, dass eine fleischlose Kost gesünder ist. Wenn Fleisch nicht vollständig verdaut wird, bilden sich Gifte *(ama)*, die uns krank machen. Darum ist der Fleischverzehr gerade für den Vata-Typ problematisch, denn seine Verdauung ist ohnehin schwach und verträgt Eiweiß am wenigsten. Deshalb sind viele Vatas Vegetarier. Wenn Sie Fleisch essen, sollten Sie zumindest nach und nach die Menge verringern. Dann können Sie entscheiden, ob Sie ganz damit aufhören wollen. Viele Vatas bevorzugen Fisch und Geflügel. Das hilft jedoch nur, wenn sie auch davon nur kleine Mengen essen.
- Mahlzeiten in ruhiger Umgebung sind für jeden Typ wichtig, aber für Vatas ganz besonders. Wenn Sie beim Fernsehen, Lesen oder Autofahren essen, lenken Sie Körper und Geist von der Verdauung ab, und außerdem schmeckt das Essen nicht so gut. Nach dem Essen sollten Sie sich entspannen, damit sich der Körper au die Verdauung konzentrieren kann und seine Selbstheilungskräfte stärkt.
- Koffein ist für Vatas nicht geeignet – es ist für sie eine Art Raketentreibstoff, der ihn noch mehr abheben lässt, denn es stimuliert den Sympathikus und die Nebennieren noch mehr. Der Kapha-Typ verträgt Koffein besser; ist aber auch für ihn nicht gut.
- Ghee (Butterfett) auf Brot, mit Getreide, mit Gemüse usw. ist für Vatas zu empfehlen. Man bekommt es in Naturkostläden und kann es auch leicht zu Hause bereiten. Wenn Sie zu viel Blutfett (Cholesterin) haben, essen Sie nur wenig Butter oder Ghee.
- Ingwer ist ein wärmendes Gewürz und daher eine Wohltat für den Vata-Typ. Frischer Ingwer ist am besten. Verwenden Sie ihn beim

Kochen, oder bereiten Sie einen heilenden Tee aus geschältem, in Scheiben geschnittenem, abgekochtem Ingwer.

- Denken Sie an das richtige Nährstoffverhältnis für den Vata-Typ: 20 % Eiweiß, 40 % Kohlenhydrate, 40 % Fett.

Teil III:
Weitere unterstützende Maßnahmen

- Ein Glas warmes Wasser am Morgen regt die Ausscheidung an, denn es fördert die Peristaltik des Darmes. Machen Sie auch dies regelmäßig. Vatas neigen mehr zu Verstopfung als Pittas oder Kaphas, darum muss auf eine gute, regelmäßige Ausscheidung besonders geachtet werden.

- Da der Vata-Typ unruhig ist, braucht er Entspannung, Kontemplation und Meditation. Das beruhigt seine erregten Nerven. Regelmäßige Entspannung dämpft den Sympathikus und stärkt den Parasympathikus.

- Essen Sie die reichhaltigste Mahlzeit mittags, denn das Verdauungsfeuer brennt zwischen 11 und 14 Uhr am stärksten. Der Abend eignet sich nur für die späten Stadien der Verdauung. Wer spät abends isst, fühlt sich am nächsten Morgen voll und aufgedunsen, weil das Essen nicht vollständig verdaut wurde. Nehmen Sie also ein leichtes Abendessen mindestens zwei Stunden vor dem Zubettgehen ein.

- Wenn Sie sich oft ausruhen, kann der Körper sich schneller erholen, und Sie haben mehr Kraft und Ausdauer. Manche Vatas arbeiten bis zum Umfallen. Wenn sie mehrere Male am Tag ruhen würden, könnten sie klarer denken und wären weniger ängstlich.

- Körperliche Bewegung ist gut für den Vata, aber er darf dabei nicht übertreiben. Auch einfache Yogaübungen und Tai Chi sind nützlich. Trainieren Sie aber nicht bei windigem oder kaltem Wetter im Freien – Sie müssen warm bleiben. Ziehen Sie sich bei Bedarf warm an. Tägliche leichte Gymnastik ist sehr gut, ebenso Spazierengehen, Radfahren und Schwimmen. Sie sollten dabei aber nicht heftig atmen oder schwitzen, sondern sich hinterher erfrischt fühlen.

- Reiben Sie sich vor dem Schlafengehen mit warmem Sesamöl ein, entweder den ganzen Körper oder nur die Füße, Hände und den Bauch. Das wirkt beruhigend. Wenn Sie danach ein warmes Bad nehmen, schlafen Sie wie ein Baby. Dies ist eine sehr wirksame Methode für die Reduktion des Vata-Effekts.

- Einem Vata-Typ fällt es schwer, früh zu Bett zu gehen, denn er ist abends aufgekratzt und will weitermachen. Außerdem gönnt er sich keine Entspannung vor dem Schlaf. Wenn wir gegen 22 Uhr schlafen gehen, wachen wir etwa um fünf oder sechs Uhr morgens erfrischt auf. Das ist für jeden Typ wichtig und für den Vata ganz besonders. Wenn sein Nervensystem genügend Ruhe und Schlaf bekommt, heilt es sich selbst.

Teil IV:
Übungen für Gesundheit und Wohlbefinden

- Tägliche Meditation kann Ihnen dabei helfen, zufriedener und friedvoller zu werden. Sie entgiftet den Geist. Da es viele Arten der Meditation gibt, lohnt es sich, an einem Kurs teilzunehmen.
- Meiden Sie so weit wie nur möglich Situationen, die Angst auslösen oder Sie nervös machen. Vielleicht müssen Sie sogar Ihren Arbeitsplatz oder den Beruf wechseln. Bringen Sie Ihre Finanzen in Ordnung, wenn Sie damit Probleme haben. Vergeben Sie Menschen, auf die Sie wütend sind. Zorn, Sorgen und Nervosität belasten den Körper und verschlimmern jede Störung.
- Vergebung ist wirksamer als jede Arznei. Nichts hilft Ihnen mehr, als wenn Sie den Menschen verzeihen, über die Sie sich ärgern, selbst wenn sie Ihrer Meinung nach Strafe verdient hätten. Groll löst Krankheiten aus, Vergebung ist gleichbedeutend mit Heilung. Vergebung dämpft den Vata- und den Pitta-Effekt. Kaphas fällt es scheinbar von Natur aus leichter, anderen zu verzeihen. Es ist nicht immer einfach, aber notwendig für das Wohlbefinden.
- Wenn Sie am frühen Abend mit einer Arbeit beginnen, richten Sie Ihren Geist und Ihre Gefühle darauf, unbedingt noch damit fertig werden zu wollen. Das verstärkt den Vata- und den Pitta-Effekt und stört den Schlaf. Der frühe Abend sollte der Entspannung dienen.
- Yoga-Übungen (Asanas) sind für den Vata-Typ besonders nützlich, denn sie können helfen, die Koordination zwischen Körper und Geist zu verbessern. Im Allgemeinen sind sie für alle drei Körpertypen geeignet.

- Der „Sonnengruß" ist ein wundervoller Start in den Tag. Die meisten Menschen profitieren davon, sofern sie behutsam vorgehen. Diese Asanas machen den ganzen Körper flexibler und kräftiger. Beginnen Sie mit bis zu sechs Übungsfolgen. Als Vata-Typ dürfen Sie aber nicht so lange üben, bis Sie erschöpft sind oder schwer atmen, denn das würde Ihre Probleme nur verschlimmern.
- Ayurveda empfiehlt Frauen dringend, sich in den ersten zwei Tagen des Menstruationszyklus auszuruhen. Wenn vollständige Ruhe nicht möglich ist, sollten Sie wenigstens so viele Pausen machen, wie Sie können, auch wenn das insbesondere für Berufstätige schwierig ist.

Das Pitta-Ausgleichsprogramm

Alle folgenden Maßnahmen dämpfen den Pitta-Effekt und fördern den Vata- und den Kapha-Effekt, und sie haben eine kühlende Wirkung auf das Verdauungssystem. Denken Sie daran, dass Pittas sich abkühlen und Mäßigkeit anstreben müssen, da sie einen schnellen und starken Stoffwechsel mit raschem Gewebeumbau haben.

Teil I:
Regelmäßige Lebensgewohnheiten

- Auch der Pitta-Typ profitiert von Regelmäßigkeit. Da der Vata-Teil unserer Natur sehr empfindlich und wechselhaft ist, leiden wir unter dem Stress des modernen, hektischen Lebens und werden ängstlich, nervös und unruhig. Das ist bei einem Pitta nicht anders; auch er muss einen übererregten Sympathikus beruhigen. Der Körper tanzt nach dem Rhythmus von Vata, darum müssen wir einen zu schnellen Rhythmus verlangsamen. Pittas sollten ebenfalls jeden Tag zur gleichen Zeit zu Bett gehen und aufstehen. Besonders wichtig ist Regelmäßigkeit, was die Ernährung, die Ruhe und den Stuhlgang anbelangt. Wenn Sie jeden Tag zur gleichen Zeit essen, bleibt die Verdauung stark und regelmäßig, das Verdauungsfeuer wird reguliert und das Insulin-Glukagon-Gleichgewicht wird nicht gestört. Treiben Sie auch täglich zur gleichen Zeit Sport. Ihre innere Natur blüht unter dieser subtilen und doch sehr wirksamen Regelmäßigkeit auf. Wenn Sie zu starke Vata-Tendenzen dämpfen, harmonisieren Sie zugleich Ihren Pitta- und Kapha-Aspekt. Jeder Körpertyp muss darauf achten, dass der Vata-Effekt nicht überhand nimmt. Stellen Sie einen schriftlichen Tagesplan für die kommenden zwei Wochen auf. Nach einiger Zeit entwickelt sich daraus eine gesunde Routine.

- Ein Pitta sollte seine Hitze in der Regel nicht verstärken, es sei denn, er ist verschlackt. In den kalten Monaten können Sie jede halbe Stunde einen oder zwei Schluck warmes Wasser trinken, um die Entgiftung anzuregen. Erhitzen Sie das Wasser in einem Kaffeetopf, und nehmen Sie es in einer Thermosflasche mit zur Arbeit oder wenn Sie unterwegs sind. Überhitzen Sie sich aber nicht. Für Pittas eignet sich diese Maßnahme nur für eine gezielte Entgiftung.

- Kauen Sie nach dem Essen $1/4$ Teelöffel Fenchelsamen, um die Verdauung zu unterstützen. Kauen Sie gründlich, behalten Sie die Körner eine Weile im Mund und schlucken sie dann.
- Der Pitta-Typ ist von Natur aus heiß. Er muss kühl und ruhig bleiben und hohe Temperaturen ebenso meiden wie hitzige Gefühle. Das mag sich vielleicht etwas zu sehr vereinfacht anhören, aber ein Pitty-Typ kann sich mehr Hitze nun einmal nicht leisten.
- Mäßigkeit ist für den Pitta der Schlüssel zur Harmonie. Ein Pitta-Ungleichgewicht entsteht, wenn wir derart erschöpft sind, dass wir uns nicht mehr entspannen können. Die innere Hitze von Pitta treibt uns an und macht uns aggressiv. Feuer kann uns wärmen, aber auch verzehren. Darum dürfen wir im Alltag und bei der Arbeit nicht ausbrennen. Als Pitta-Typ müssen Sie die Notwendigkeit erkennen, das Extremverhalten eines Workaholic auszugleichen. Wenn Sie etwas zu Ende gebracht haben, legen Sie eine Pause ein und bewundern Sie Ihr Werk. Pittas können sich ebenso wie Vatas durch ihren Hang zur Übertreibung völlig verausgaben. Warten Sie, im wahrsten Sinne des Wortes, bis Sie abgekühlt sind, bevor Sie etwas Neues beginnen.
- Ein kühler Umschlag auf der Stirn und/oder im Nacken hilft einem überhitzten Pitta. Trinken Sie an warmen Tagen reichlich Flüssigkeit.

Teil II:
Die Ernährung zur Reduktion von Pitta

Der Pitta-Typ sollte bevorzugt Nahrungsmittel essen, die dem heißen Pitta entgegenwirken (siehe unten). Wichtig ist vor allem eine ausgewogene, gesunde Kost mit frischen, hochwertigen, wohlschmeckenden und nahrhaften Speisen. Am besten bereiten Sie Ihr Essen vor der Mahlzeit frisch zu. Fast Food oder abgepackte Gerichte, Reste von gestern oder Nahrungsmittel mit geringem Nährwert gehören nicht zur ayurvedischen Kost. Leider ist es in unserer Gesellschaft schwierig, solche Nahrungsmittel vollständig zu meiden.

Der Pitta-Typ muss überschüssiges Pitta abbauen. Die empfohlenen Nahrungsmittel tragen dazu bei. Halten Sie sich möglichst strikt an diese Ernährungsweise, denn was Sie essen, hat großen Einfluss auf Ihre Gesundheit. Es kommt darauf an, den Pitta-Effekt (heiß, scharf, feucht, beweglich, fließend) zu dämpfen und den Vata- und Kapha-Effekt zu verstärken.

- Essen Sie mehr Speisen, die kühl, leicht und wenig ölig sind, denn sie verstärken den Vata- und Kapha-Effekt.
- Essen Sie weniger Speisen, die heiß und ölig sind, da sie den Pitta-Effekt verstärken.
- Essen Sie mehr Speisen, die süß, bitter oder zusammenziehend sind, denn sie verstärken den Vata- und Kapha-Effekt.
- Essen Sie weniger Speisen, die scharf, sauer oder salzig sind, da sie den Pitta-Effekt verstärken.
- Essen Sie nicht zu viel. Pittas haben einen starken Appetit und überlasten manchmal das Verdauungssystem. Wie Vatas müssen auch Pittas regelmäßig essen.
- Milchprodukte (auch Butter und Ghee) in *kleinen* Mengen sind erlaubt, obwohl sie den Pitta-Effekt verstärken. Milchprodukte sind oft fettreich, und Pittas haben häufig Probleme mit dem Fettstoffwechsel. Auch hier ist Mäßigkeit wichtig.
- Honig, Melasse und andere Süßstoffe dämpfen den Pitta-Effekt.
- Meiden Sie Joghurt, Käse und saure Sahne, da sie den Pitta-Effekt verstärken.
- Essen Sie wenig Öle, denn sie stärken den Pitta-Effekt. Das gilt besonders für Sesam-, Mandel- und Maisöl. Oliven-, Sonnenblumen- und Kokosöl sind besser geeignet.
- Weizen, Reis, Gerste und Hafer sind gut, weil sie den Pitta-Effekt reduzieren. Mais, Hirse und Roggen sind weniger geeignet.
- Bevorzugen Sie süße Früchte wie Weintrauben, Kirschen, Melonen, Granatäpfel, Mangos, Ananas und Pflaumen sowie Kokosnuß und Avocado, da sie den Pitta-Effekt reduzieren. Essen Sie weniger saure Früchte, wie Grapefruit, Orangen und Papayas sowie Oliven, denn sie verstärken den Pitta-Effekt.
- Sie dürfen gelegentlich Salat und rohes Gemüse essen; aber im Allgemeinen ist gedünstetes Gemüse für Pittas besser, da leichter verdaulich.
- Essen Sie nur wenig Nüsse, vor allem wenig Cashews und Erdnüsse, denn sie sind sehr fetthaltig und verstärken daher den Pitta-Effekt.
- Essen Sie nur wenig Bohnen, denn sie sind schwer verdaulich. Erlaubt sind Kichererbsen, Mungbohnen, Sojabohnen und Kidneybohnen.
- Bevorzugen Sie Brokkoli, Blumenkohl, Spargel, Gurken, grünes Blattgemüse, grüne Bohnen, Zucchini, Kürbisse, Sellerie, Okra,

Kopfsalat, Kartoffeln und Süßkartoffeln. Meiden Sie scharfe Paprikaschoten, Tomaten, Zwiebeln, Knoblauch, Rettich, Spinat, Möhren und Rote Bete, da sie den Pitta-Effekt stärken.

- Erlaubte Gewürze sind Kardamom, Fenchel, Zimt, Koriander und ein wenig schwarzer Pfeffer. Einschränken sollten Sie Kreuzümmel, Gewürznelken, Selleriesamen, Ingwer, Salz, Bockshornklee und Senfsamen, da sie den Pitta-Effekt stärken.
- Meiden Sie Chili- und Cayennepfeffer, denn sie stärken den Pitta-Effekt drastisch.
- Essen Sie allgemein wenig heiße und scharfe Gerichte.
- Geflügel ist für Pittas erlaubt; aber sie haben auch keine Probleme mit vegetarischer Kost.
- Essen Sie weniger Rindfleisch, Meeresfrüchte und Eier, da sie den Pitta-Effekt stärken.
- Pittas können Ghee in kleinen Mengen essen, auf dem Brot, mit Getreide oder mit Gemüse anstelle von Butter oder Margarine. Sie können Ghee in manchen Naturkostläden kaufen, aber auch zu Hause bereiten. Wenn Sie Probleme mit dem Fettstoffwechsel haben oder wenn Ihr Cholesterin- oder Triglyceridspiegel hoch ist, dürfen Sie nur wenig Ghee essen.
- Ayurveda lehrt, dass eine fleischlose Kost gesünder ist. Wenn Fleisch nicht vollständig verdaut wird, bilden sich Gifte *(ama)*, die uns krank machen. Pittas haben somöglich nicht dieselben Schwierigkeiten mit der Verdauung von Fleisch wie Vatas, es sei denn, dass bereits eine Verdauungsstörung vorliegt. Bei einer Unausgewogenheit von Pitta besteht die Schwierigkeit eher darin, das im Fleisch enthaltene Fett zu verdauen. Daher ist es sinnvoll, auch den Fleischverzehr einzuschränken. Wenn Sie Fleisch essen, sollten Sie zumindest nach und nach die Menge verringern. Dann können Sie entscheiden, ob Sie ganz damit aufhören wollen. Viele Menschen bevorzugen heute Fisch und Geflügel. Das hilft jedoch nur, wenn sie auch davon lediglich kleine Mengen essen.
- Essen Sie in einer entspannten Atmosphäre. Das ist für alle Körpertypen wichtig. Besonders für den Pitta-Typ hat Essen nichts mit einer Leistungsdisziplin zu tun. Wenn Sie beim Lesen, Fernsehen oder Autofahren essen, lenken Sie Körper und Geist vom Essen ab und können es nicht wirklich genießen. Entspannen Sie sich auch nach der Mahlzeit, damit der Körper sich auf das erste Stadium der

Verdauung konzentrieren kann. Das verbessert die Verdauung und fördert die Selbstheilungskräfte des Körpers.

• Denken Sie an das richtige Verhältnis zwischen Nährstoffen für Pittas; 30 % Eiweiß, 50 % Kohlenhydrate und 20 % Fett.

Teil III:
Weitere unterstützende Maßnahmen

• Anregungsmittel wirken beim Pitta-Typ wie Benzin im Feuer. Auch Koffein bringt Ihre ohnehin hitzige Natur zum Kochen. Bei einem Pitta-Überschuss (Symptome dafür sind beispielsweise Ärger und Gereiztheit) sollten Sie auf Stimulanzien wie Kaffee, Schwarztee, Schokolade und Tabak verzichten. Auch ihre Mitmenschen werden dies zu schätzen wissen.

• Die Leber des Pitta-Typs erzeugt mehr Galle, welche die Peristaltik anregt. Doch selbst Pittas neigen mitunter zu der eher Vata-typischen Verstopfung. In diesem Fall können Sie die Ausscheidung anregen, indem Sie gleich morgens ein Glas warmes Wasser trinken.

• Pittas haben eine Vata-Komponente, die durch Stille, Entspannung, Kontemplation und Meditation beruhigt wird. Damit können Sie aggressive Tendenzen und den Sympathikus dämpfen, der beim Pitta-Typ auf Hochtouren arbeitet. Es ist für den Pitta-Typ wichtig, seine aggressiven Tendenzen zu mäßigen. Durch die Anregung des Parasympathikus kann die körperliche und geistig-seelische Gesundheit gefördert werden.

• Essen Sie die reichhaltigste Mahlzeit mittags, denn das Verdauungsfeuer brennt zwischen 11 und 14 Uhr am stärksten. Im Gegensatz zum Vata-Typ ist der Pitta-Typ zur Essenszeit meist sehr hungrig. Selbst nach einem reichhaltigen Mittagessen wünscht er abends eine volle Mahlzeit. Der Abend eignet sich jedoch nur für die späten Stadien der Verdauung. Wer spät abends isst, fühlt sich am nächsten Morgen voll und gebläht, weil das Essen nicht vollständig verdaut wurde. Nehmen Sie also ein leichtes Abendessen mindestens zwei Stunden vor dem Zubettgehen ein.

• Wenn Sie sich oft ausruhen, kann der Körper sich schneller erholen, und Sie haben mehr Kraft und Ausdauer. Wie der Vata-Typ neigt auch der Pitta-Typ dazu, seine Kräfte zu überschätzen. Wenn Sie sich einige Male am Tag ausruhen, wird der Geist klarer und Sie sind weniger erschöpft.

- Der Pitta-Typ braucht mehr Bewegung als der Vata-Typ. Ein Pitta kann bei jedem Wetter regelmäßig im Freien arbeiten, sollte sich aber nicht überhitzen oder überanstrengen. Nach dem Sport müssen Sie sich erfrischt fühlen, nicht erschöpft. Ein Spaziergang ist für alle Körpertypen nützlich, ebenso Radfahren und Schwimmen. Auch regelmäßiges Training mit Gewichten und harte körperliche Arbeit sind für Pittas zu empfehlen, sofern sie nicht übertreiben. Allerdings neigen Pittas dazu, Beruf und Sport als Wettbewerb zu betrachten und werden dabei oft unvernünftig. Sie brauchen Bewegung und müssen fit bleiben; aber zu viel Anstrengung macht sie schwächer.

- Reiben Sie sich vor dem Schlafengehen mit einem leicht erwärmten Kokosnussöl ein. Sie können den ganzen Körper oder nur die Hände, Füße und den Bauch damit massieren. Das hat einen sehr beruhigenden Einfluss auf den Vata-Anteil Ihrer Physiologie und wirkt sich durch das kühlende Kokosnussöl auch mäßigend auf den Pitta-Effekt aus.

- Pittas brauchen am Abend Ruhe und Entspannung, um ihren natürlichen Bewegungsdrang abzubauen. Während Vatas bisweilen ohne Anlass aktiv sind (sie putzen beispielsweise den sauberen Fußboden), sind Pittas aggressiver (sie wollen unbedingt Erfolg haben und anderen zeigen, wo es langgeht). Ein gereizter Pitta-Typ braucht einige Zeit, um sich abzureagieren. Auch für ihn ist Meditation sehr nützlich.

- Dem Pitta-Typ fällt es ebenso schwer wie dem Vata-Typ, früh zu Bett zu gehen. Beide sind abends aufgekratzt und wollen weitermachen. Darum gehen sie oft nicht zu einer vernünftigen Zeit schlafen (gegen 22 Uhr). Das Nervensystem heilt sich selbst, wenn wir ruhen und schlafen, und auch die Verdauungsorgane können während des Schlafs ihre Arbeit beenden. Wenn wir gegen zehn Uhr abends zu Bett gehen, wachen wir um fünf oder sechs Uhr morgens erfrischt auf. Das ist für alle Körpertypen wichtig.

Teil IV:
Übungen für Gesundheit und Wohlbefinden

- Tägliche Meditation kann Ihnen dabei helfen, zufriedener und friedvoller zu werden, und sie entgiftet den Geist. Da es viele Arten der Meditation gibt, lohnt es sich, an einem Kurs teilzunehmen.
- Meiden Sie nach Möglichkeit Situationen, die Ärger auslösen oder Sie aus der Fassung bringen. Das ist für viele schwierig, doch besonders für den Pitta-Typ ist Ärger oder Zorn die zweite Natur. Vielleicht müssen Sie sogar Ihren Arbeitsplatz oder den Beruf wechseln. Bringen Sie Ihre Finanzen in Ordnung und senken Sie Ihre Unkosten, wenn Sie damit Probleme haben. Besonders Pittas sollten Situationen vermeiden, die sie aufbringen können. Wir sollten keinen Ärger mit uns herumtragen, sondern sollten vergeben (und zu vergessen suchen).
- Vergebung ist wirksamer als jede Arznei, und sie dämpft den Pitta-Effekt, der durch Verärgerung und Groll charakterisiert ist. Vergebung ist nicht einfach, aber notwendig. Das gilt für alle Körpertypen, auch wenn der Kapa-Typ die größte Fähigkeit dafür besitzt.
- Meiden Sie Aktivitäten am späten Abend. Wenn ein Pitta am frühen Abend mit einer Arbeit beginnt, geht er ganz darin auf und hat keine Lust, schlafen zu gehen, ehe er fertig ist. Diese Stimulation stört den Schlaf. Versuchen Sie also, sich am frühen Abend zu entspannen und keine neuen Aktivitäten in Angriff nehmen.
- Der „Sonnengruß" ist auch für den Pitta-Typ ein wundervoller Start in den Tag. Die meisten Menschen profitieren davon, sofern sie behutsam vorgehen. Diese Asanas machen den ganzen Körper flexibler und kräftiger. Beginnen Sie mit bis zu sechs Übungsfolgen. Als Pitta dürfen Sie aber nicht übertreiben.
- Pitta-Frauen haben eine stärkere Monatsblutung als Vatas; darum ist Ruhe in den ersten paar Tagen für sie besonders wichtig. Wenn vollständige Ruhe nicht möglich ist, sollten Sie wenigstens so viele Pausen machen, wie Sie können, auch wenn das insbesondere für Berufstätige schwierig ist.

Das Kapha-Ausgleichsprogramm

Der Kapha-Typ hat einen langsameren Stoffwechsel und neigt mehr zum Anabolismus (Gewebeaufbau). Die folgenden Empfehlungen dämpfen den Kapha-Effekt und stärken den Vata- und Pitta-Effekt. Außerdem wärmen und stimulieren sie die Verdauungsorgane. Denken Sie daran, dass Kaphas Anregung und Wärme brauchen, um ihren etwas schlaffen Organismus aufzumuntern.

Teil I:
Regelmäßige Lebensgewohnheiten

• Regelmäßigkeit ist unerlässlich, auch wenn Sie ein Kapha-Typ sind, da alle Körpertypen Vata-Tendenzen besitzen und ausgleichen müssen. Ein Kapha-Typ muss daher regelmäßige Gewohnheiten mit seinem speziellen Ausgleichsprogramm verbinden. Da der Vata-Aspekt unserer Natur so empfindlich und wechselhaft ist, löst das moderne, hektische Leben Angst, Nervosität und Unruhe aus – ein Vata-Effekt, den auch ein Kapha-Typ erleben kann. Obwohl der Kapha-Typ selten einen übererregten Sympathikus hat, muss er ihn manchmal doch beruhigen. Am besten stehen Sie jeden Tag zur gleichen Zeit auf und gehen zur gleichen Zeit zu Bett. Achten gerade Sie ganz besonders auf Regelmäßigkeit beim Essen, beim Ausruhen und beim Stuhlgang. Wenn Sie jeden Tag zur gleichen Zeit essen, bleiben die Verdauungsorgane kräftig, das Verdauungsfeuer ist reguliert und der Blutzuckerspiegel konstant. Auch beim Körpertraining (das auch ein Kapha braucht) ist Regelmäßigkeit wichtig. Erstellen Sie einen schriftlichen Plan für die ersten paar Wochen. Nach einiger Zeit wird daraus eine gesunde Gewohnheit, die Ihnen keine Mühe mehr bereitet. Ihre innere Natur wird diese zwar subtile, aber wirksame Praxis sehr zu schätzen wissen.

• Um Schlacken zu entfernen und die Kälte von Kapha zu verringern, sollten Sie während des Tages häufig warmes Wasser trinken. Bei einem Kapha-Typ wird durch Erwärmung der Aufbau von Schlacken im Körper verhindert. Erhitzen Sie das Wasser, und nehmen Sie es in einer Thermosflasche mit zur Arbeit oder wenn Sie unterwegs sind. Trinken Sie jede halbe Stunde einen Schluck oder zwei. Es ist sinnlos, morgens drei bis vier Tassen und dann gar nichts mehr zu trinken.

- Kauen Sie nach dem Essen etwa $^1/_4$ Teelöffel Fenchelsamen, um die Verdauung zu unterstützen. Kauen Sie gründlich, behalten Sie Körner eine Weile im Mund und schlucken sie dann.
- Da Kapha von Natur aus kalt ist, müssen Kaphas sich warm halten. Auh wenn sich das etwas vereinfacht anhören mag: Ein Kapha-Typ kann es sich nicht leisten auszukühlen – er ist ohnehin schon träge.

Teil II:
Die Ernährung zur Reduktion von Kapha

Die Ernährung des Kapha-Typs soll den Kapha-Effekt (schwer, kalt, träge, feucht, stabil, klebrig) dämpfen und den Vata- und Pitta-Effekt verstärken. Was wir essen, beeinflusst unmittelbar unsere Gesundheit. Als Kapha können Sie flüssige und verflüssigte Speisen zu sich nehmen, so oft Sie wollen. Einmal in der Woche oder im Monat können Sie sich auf eine flüssige Diät beschränken. Sie entlastet das Verdauungssystem und erleichtert die Nährstoffaufnahme. Frauen können am ersten Tag der Menstruation flüssige Mahlzeiten einnehmen. Das ist kein Fasten, denn Sie können alles essen, sofern Sie es vorher flüssig oder halbflüssig machen. Da flüssige Nahrung im Allgemeinen der Reinigung dient, sollten frische und vollwertige Nahrungsmittel verwendet werden. Geeignet sind zum Beispiel Suppen, frische Obst- und Gemüsesäfte, Kräutertee oder warmes Wasser mit Zitrone.

Zur Kapha-Kost gehören auch warme Speisen, da sie den kalten Eigenschaften von Kapha entgegenwirken. Achten Sie aber immer darauf, dass Ihr Essen ausgewogen und gesund ist. Wichtig sind vor allem frische, hochwertige, wohlschmeckende und nahrhafte Speisen, am besten kurz vor dem Essen zubereitet. Fast Food, Fertiggerichte, Reste von gestern und Speisen mit geringem Nährwert sind nicht zu empfehlen. Wie bereits erwähnt, kann dies in der heutigen Zeit schwierig sein und bedarf einer bewussten Anstrengung.

Die folgende Liste enthält Nahrungsmittel, die Kapha abbauen. Halten Sie sich so strikt wie möglich an diese Kost, denn sie ist nahrhaft und reinigend zugleich. Bevorzugen Sie gedünstetes Gemüse, Bohnen, scharfe Gewürze und leichte Getreidegerichte, um den Vata- und Pitta-Effekt zu verstärken und mehr Wasser auszuscheiden. Kaphas können ein oder zwei Tage in der Woche fasten oder flüssige Nahrung essen, damit das Verdauungssystem sich ausruhen kann.

- Essen Sie mehr warme, leichte und wenig ölige Speisen, da sie den Vata- und Pitta-Effekt verstärken.
- Essen Sie weniger kalte und schwere Speisen, denn sie verstärken den Kapha-Effekt.
- Essen Sie mehr scharfe, bittere und zusammenziehende Speisen, denn sie verstärken den Pitta- und Vata-Effekt.
- Essen Sie weniger süße, saure und salzige Speisen, da sie den Kapha-Effekt verstärken.
- Essen Sie nicht zu viel. Kaphas haben weniger Appetit als Pittas, aber auch sie können übertreiben. Die meisten Leute glauben, Kaphas hätten den stärksten Appetit, weil sie der schwerste Typ sind. Aber Pittas sind ihnen darin überlegen. Kaphas sind schwerer, weil ihr Verdauungssystem sehr leistungsfähig ist. Ein Vata kann mehr essen als ein Kapha und dennoch mager bleiben. Ein Kapha braucht das Essen nur anzusehen, und schon wird sein Gürtel zu eng. Das liegt am üppigen endodermalen Gewebe (aus dem auch die Schleimhaut des Magen-Darm-Trakts besteht) und an der hormonellen Reaktion auf Kohlenhydrate. Während Vatas und Pittas regelmäßig essen müssen, kann ein Kapha es sich erlauben, eine Mahlzeit oder sogar zwei zu überspringen.
- Milchprodukte sind für den Kapha nicht zu empfehlen, weil sie den Kapha-Effekt verstärken. Zudem enthalten sie reichlich Fett und Milchzucker, und damit hat der Stoffwechsel des Kapha-Typs Probleme. In kleinen Mengen können sie aber verzehrt werden.
- Schränken Sie alle Süßstoffe außer Honig ein, da sie den Kapha-Effekt verstärken.
- Essen Sie allgemein weniger Öle, denn auch sie verstärken den Kapha-Effekt.
- Gerste, Hirse, Buchweizen und Roggen sind für den Kapha gut. Reis, Weizen, Mais und Hafer sollte er meiden.
- Essen Sie weniger schwere oder saure Früchte wie Bananen, Kokosnüsse, Ananas, Feigen, Datteln, Avocados, Orangen und Melonen.
- Salate, rohes Gemüse und gedünstetes Gemüse dämpfen den Kapha-Effekt.
- Nahezu jedes Gemüse ist empfehlenswert, aber Sie sollten Süßkartoffeln, Tomaten, Gurken und Zucchini einschränken.
- Essen Sie wenig Nüsse, da sie viel Fett enthalten und den Kapha-Effekt verstärken.

- Bohnen sind ebenfalls erlaubt, aber Sie sollten Sojabohnen und Kidneybohnen einschränken.
- Verwenden Sie scharfe Gewürze wie Kreuzkümmel, Gewürznelken, Ingwer und Senfsamen. Sie verstärken den Pitta-Effekt und dämpfen den Kapha-Effekt.
- Essen Sie wenig Fleisch, Fisch und Meeresfrüchte.
- Essen Sie in einer entspannten Atmosphäre, das ist selbst für einen Kapha-Typ wichtig. Wenn Sie beim Essen fernsehen, lesen oder Auto fahren, lenken Sie den Körper und den Geist von der Verdauung ab. Kaphas essen häufiger vor dem Fernseher und können deshalb ihr Essen nicht wirklich genießen, obwohl ihnen das wichtig ist. Nach einer Mahlzeit sollten sie sich entspannen, damit der Körper sich auf das erste Stadium der Verdauung konzentrieren kann. Das verbessert die Verdauung und fördert die Selbstheilungskräfte des Körpers.
- Wie bereits bei den anderen Körpertypen erwähnt, ist es gesünder, kein Fleisch oder wenig Fleisch zu essen. Da Fleisch oft nicht vollständig verdaut wird, sammeln sich Giftstoffe an, und wir werden krank. Für den Kapha-Typ kann Fleisch besonders schädlich sein, weil seine Verdauung zwar leistungsfähig, aber langsam und träge ist. Fleisch enthält nicht nur viel Eiweiß, sondern auch viel Fett. Da der Kapha dieses Fett besser absorbiert, nimmt er zu. Versuchen Sie, nach und nach weniger Fleisch zu essen, und entscheiden Sie nach einiger Zeit, ob Sie ganz darauf verzichten wollen. Vielleicht bevorzugen Sie Fisch und Geflügel. Das hilft jedoch nur, wenn Sie auch davon nur kleine Mengen essen.
- Denken Sie an das richtige Verhältnis zwischen den Nährstoffen für Kaphas: 30 % Eiweiß, 40 % Kohlenhydrate und 30 % Fett.

Teil III:
Weitere unterstützende Maßnahmen

- Stimulanzien lösen beim Kapha-Typ keine Störungen aus wie beim Vata- und Pitta-Typ. Kaffee, Schwarztee und andere Anregungsmittel sind zwar für niemanden gut, aber sie schaden dem Kapha weniger. Gelegentlicher Koffeingenuss scheint sie aber etwas auf Trab zu bringen.
- Um die Ausscheidung zu fördern, sollten Sie morgens ein Glas warmes Wasser trinken. Das regt die Peristaltik an. Tun Sie das regelmä-

ßig, da die Physiologie des Kapha eher zu einer langsamen und trägen Verdauung und Ausscheidung neigt.

- Auch Kaphas haben eine Vata-Komponente. Darum hilft Ruhe ihnen, die Nerven zu entspannen und Ängstlichkeit zu lindern – ein Vata-Effekt. Regelmäßige Entspannung regt den Parasympathikus an, so dass der Körper sich wieder mit Energie auffüllen und stärken kann. Das brauchen auch Kaphas. Es tut Geist und Seele gut, die Dinge im Leben ruhig geschehen zu lassen.
- Essen Sie die reichhaltigste Mahlzeit mittags, denn das Verdauungsfeuer brennt zwischen 11 und 14 Uhr am stärksten. Der Abend eignet sich jedoch nur für die späten Stadien der Verdauung. Wer spät abends isst, fühlt sich am nächsten Morgen voll und gebläht, weil das Essen nicht vollständig verdaut wurde. Nehmen Sie also ein sehr leichtes Abendessen mindestens zwei Stunden vor dem Zubettgehen ein.
- Der Kapha-Typ braucht zwar ebenfalls Ruhe, aber zu einem ausgewogenen Leben gehören auch Anregungen. Zu einem Kapha-Ungleichgewicht kommt es, wenn wir uns nicht dazu aufraffen können, das Leben aktiv zu genießen. Die Kapha-Energie ist erdhaft und sehr stabil; darum ist der Kapha-Typ ruhig und friedlich. Das ist zwar gut, aber Stagnation ist schlecht. Wahrscheinlich hat ein Kapha die Fernbedienung erfunden. Um die träge Energie von Kapha auszugleichen, müssen Sie Ihren Vata- und Pitta-Aspekt anregen. Dann können Sie am Leben teilnehmen – und als Kapha sind Sie sogar ausdauernder und können mehr erreichen als ein Vata oder Pitta.
- Der Kapha-Typ weiß im Allemeinen, wie er Ruhe findet. Während Vatas so lange arbeiten, bis sie zusammenbrechen, und Pittas sich ebenfalls oft überanstrengen, schätzt der Kapha eine kleine Pause. Wenn er sich ein paar Mal am Tag ausruht, wird sein Geist klarer und er ist weniger müde und langsam.
- Körperliche Bewegung ist für den Kapha-Typ nicht nur gut, sondern notwendig. Allerdings ist es für ihn nicht einfach, eine Sportart zu finden, die ihm Spaß macht. Wenn Sie eine gefunden haben – bleiben Sie dabei. Trainieren Sie im aeroben Bereich, und tun Sie es oft.
- Reiben Sie sich vor dem Schlafengehen mit einem leichten, warmen Sesamöl ein. Sie können den ganzen Körper massieren oder nur die Hände, die Füße und den Bauch. Kaphas brauchen das Öl nicht

unbedingt, aber auch sie werden durch die entspannende Wirkung der Ölmassage mit besserem und tieferem Schlaf belohnt. Nehmen Sie danach ein warmes Bad, und Sie schlafen wie ein Baby.

- Vor dem Zubettgehen sollten auch Kaphas sich entspannen. Sie sind zwar naturgemäß weniger „aufgekratzt" und selten unruhig und nervös, aber manchmal arbeiten sie einfach weiter, weil es so selten vorkommt, dass sie dazu Lust haben. Doch auch sie sollten am Ende des Tages wie Vatas und Pittas zur Ruhe kommen.
- Kaphas fällt es schwer, früh zu Bett zu gehen, wenn sie sich daran gewöhnt haben, sich spätabends zu stark zu stimulieren und lange aufzubleiben. Die beste Zeit für das Schlafengehen ist 22 Uhr. Wenn wir früh zu Bett gehen, wachen wir um fünf oder sechs Uhr morgens erfrischt auf. Das ist für jeden Körpertyp wichtig. Das Nervensystem heilt sich während des Schlafes, und auch die Verdauung kann ungestört ihre Arbeit beenden.
- Traurig, aber wahr: Manche Kaphas werden schon dicker, wenn sie ihr Essen nur ansehen. Darum müssen sie sich streng an die empfohlene Ernährung halten, um den Kapha-Effekt zu reduzieren. Verzichten Sie auf Süßes, da es Kapha und Übergewicht fördert (siehe Kapitel 10 und 11) und Diabetes verursachen kann, eine typische Kapha-Krankheit.

Teil IV:
Übungen für Gesundheit und Wohlbefinden

- Tägliches Meditieren stärkt die friedliche und zufriedene Natur des Kapha-Typs und entgiftet den Geist. Wenn Sie nicht wissen, welche Meditationstechnik für Sie am besten geeignet ist, sollten Sie einen Kurs belegen.
- Kaphas neigen weniger zu Ärger, Zorn und Unruhe. Wenn sie emotional dennoch aus dem Gleichgewicht geraten, verschlimmern sich vorhandene Beschwerden. In einigen wenigen Fällen kann es notwendig sein, den Arbeitsplatz oder sogar den Beruf zu wechseln. Wenn Sie ständig finanzielle Sorgen haben, müssen Sie Ihre Belastungen reduzieren, um den Stress abzubauen, und wenn Sie sich über jemandem ärgern, sollten Sie ihm verzeihen.
- Vergebung ist wirksamer als jede Arznei, und sie dämpft den Vata- und Pitta-Effekt, was mitunter auch dem Kapha gut tut. Vergeben

ist nicht immer einfach, aber notwendig für das Wohlbefinden. Zum Glück sind Kaphas dank ihrer friedfertigen Natur auch versöhnlich.

- Meiden Sie Aktivitäten am späten Abend. Wenn ein Kapha am frühen Abend mit einer Arbeit beginnt, ist er konzentriert und engagiert, und er hat keine Lust, schlafen zu gehen, ehe er fertig ist. Diese Stimulation des Vata- und Pitta-Effekts wird Sie daran hindern, einzuschlafen oder eine ungestörte Nachtruhe zu haben. Versuchen Sie also, sich am frühen Abend zu entspannen und nicht mehr so aktiv zu sein.

- Der „Sonnengruß" ist ein wundervoller Start in den Tag. Die Übungen machen den Körper flexibler und kräftiger. Fangen Sie mit bis zu sechs Übungsfolgen an. Denken Sie daran, dass Sie gerade als Kapha-Typ solche Übungen *brauchen*.

- In den ersten Tagen des Menstruationszyklus ist Ruhe besonders wichtig. Wenn vollständige Ruhe nicht möglich ist, sollten Sie wenigstens so viele Pausen machen, wie Sie können, auch wenn das insbesondere für Berufstätige schwierig ist.

Kapitel 15

Zusammenfassung

Wir alle machen uns bis ans Lebensende Gedanken über unsere Gesundheit. Nur wenn wir das Spiel des Lebens und seine Regeln kennen, ist das Leben wirklich lebenswert. Das ganze Universum wird von natürlichen Gesetzen regiert. Jede Kultur nimmt diese Gesetze anders wahr, aber alle streben nach Ganzheit. In den uralten Lehren des Ayurveda steht die Ganzheit im Mittelpunkt. Darum kann Ayurveda uns helfen, unsere Gesundheit selbst zu verbessern und zu bewahren.

Die Gesetze der natürlichen Gesundheit werden klarer, wenn wir die Physiologie der drei Stoffwechseltypen verstehen. Vata, Pitta und Kapha lassen sich fast vollständig in die moderne Physiologie einfügen und liefern uns Einsichten, die dem wissenschaftlichen Reduktionismus verwehrt sind. Wenn wir Ayurveda und die moderne Wissenschaft miteinander verbinden, verstehen wir Krankheiten und ihren Verlauf viel besser.

Ganzheitlicher Ansatz und Ayurveda erlauben uns Einblicke in die Funktionen des Körpers. Der Vata-Typ (Stoffwechseltyp I) braucht zum Beispiel eine andere Ernährung als der Pitta (Typ II) und der Kapha (Typ III), weil das autonome Nervensystem und die Hormondrüsen bei jedem Typ anders auf den Verzehr von Eiweiß, Kohlenhydraten und Fett reagieren. Dank Ayurveda können Sie Ihren Körpertyp mühelos bestimmen und auch herausfinden, ob Sie an Disharmonien leiden. Wenn Sie bestimmte ganzheitliche Prinzipien mit Ayurveda verbinden, können Sie Körper und Geist harmonisieren, zunehmen oder abnehmen und Ihre Gesundheit verbessern. Ein ausgewogenes Programm mit Ernährungsregeln und anderen Empfehlungen verschafft Ihnen die Energie, die Sie brauchen, um Ihre Lebensziele zu erreichen.

Literaturverzeichnis

Bohm, David (Hrsg.): *Wholeness and the Implicate Order.* Ark Paperbacks, London und New York 1980 (dt. Ausg. u. d. T. *Die verborgene Ordnung des Seins.* Aquamarin, Grafing 1988)

Capra, Fritjof: *The Tao of Physics.* Bantam Books, New York 1977(dt. Ausg. u. d. T. *Das Tao der Physik.* Scherz/O. W. Barth, Bern, München, Wien, Neuausg.1954)

Capra, Fritjof: *The Turning Point.* Bantam Books, New York 1988 (dt. Ausg. u. d. T. *Wendezeit; Bausteine für ein neues Weltbild.* Scherz, Bern, Mnchen, Wien 1983)

Chopra, Deepak: *Perfect Health; The Complete Body Guide.* Harmony Books, New York 1991

Chopra, Deepak: *Unconditional Life; Mastering the Forces that Shape Personal Reality.* Bantam Books, New York 1991

Erasmus, Udo: *Fats that Heal, Fats that Kill.* Alive Books, Burnaby 1986, 1993

Erasmus, Udo: *Fats and Oils; The Complete Guide to Fats and Oils in Health and Nutrition.* Alive Books, Burnaby 1986

Finckh, Elisabeth: *Grundlagen der tibetischen Heilkunde.* Med. Lit. Verlagsgesellschaft, Uelzen, Bd. 1: 1975, Bd. 2: 1985

Frawley, David: *Ayurvedic Healing.* Passage Press, Salt Lake City 1989

Frawley, David: *The Astrology of Seers.* Passage Press, Salt Lake City 1990

Garde, R. K.: *Ayurveda for Health and Long Life.* D. B. Taraporevala Sons & Co., Bombay 1975

Gerson, Scott: *Ayurveda; The Ancient Indian Healing Art.* Element Books, Shaftesbury 1993 (dt. Ausg. u. d. T. *Ayurveda.* Fischer Taschenbuch Verlag, Frankfurt 1996)

Guyton, Arthur, und John E. Hall: *Textbook of Medical Physiology.* 9. Aufl., W. B. Saunders Company, Philadelphia 1956-1996

Heyn, Birgit: *Die sanfte Kunst der indischen Naturheilkunde.* Scherz/O. W. Barth, Bern, München, Wien Neuausg. 1992

Lad, Vasant: *Ayurveda; The Science of Self-Healing.* Lotus Press, Wisconsin 1984 (dt. Ausg. u. d. T. *Das Ayurveda-Heilbuch.* Windpferd, Aitrang 1988)

Lad, Vasant, u. David Frawley: *The Yoga of Herbs,* Lotus Light Publishing, Wisconsin 1986 (dt. Ausg. u. d. T. *Die Ayurweda Pflanzen-Heilkunde.* Windpferd, Aitrang 1988)

Langman, Jan: *Medical Embryology.* Williams & Wilkins, Baltimore und London 1981

Luciano, Vander Sherman: *Human Physiology; The Mechanisms of Body Function.* McGrawHill, New York

McClintic, J. Robert: *Basic Anatomy and Physiology of the Human Body.* John Wiley & Sons, 1975

Monte, Tom: *World Medicine; The East West Guide to Healing Your Body.* Jeremy P. Tarcher/Perigee Books 1993

Morningstar, Amadea: *Ayurvedic Cooking for Westerners.* Lotus Press, Twin Lakes 1995 (dt. Ausg. u. d. T. *Gesund mit der Ayurweda-Heilküche.* Windpferd, Aitrang 1996)

Ranade, Subhash: *Natural Healing Through Ayurveda.* Passage Press, Salt Lake City 1993 (dt. Ausg. u. d. T. *Ayurveda; Wesen und Methodik.* Haug Verlag, Heidelberg 1994)

Schore, Allan: *Affect Regulation and the Origin of the Self.* Lawrence Erlbaum Associates, Hillsdale 1994

Sears, Barry: *The Zone; A Dietary Road Map.* HarperCollins Books, New York 1995 (dt. Ausg. u. d. T. *Das Optimum; die Sears-Diät.* Econ, München 1999)

Selye, Hans: *The Stress of Life.* McGraw-Hill, New York 1978 (dt. Ausg. u. d. T. *Stress beherrscht unser Leben.* Heyne, München 1991)

Sharma, Hari: *Freedom from Disease.* Veda Publishing, Toronto 1993

Sharma, Priyavrat (Hrsg. und Übers.): *Caraka-Samhita.* Chaukhambha Orientalia, Varanasi 1981

Snell, Richard: *Clinical Neuroanatomy for Medical Students.* Little, Brown & Co., Boston 1980

Svoboda, Robert E.: *Prakruti.* Geocom, Albuquerque 1989

Svoboda, Robert E.: *Ayurveda; Life, Health and Longevity.* Penguin Books, Middlesex 1992

Tarabilda, Edward F.: *Ayurveda Revolutionized; Integrating Ancient and Modern Ayurveda.* Lotus Press, Twin Lakes 1997

Tiwari, Maya: *A Life of Balance; The Complete Guide to Ayurvedic Nutrition and Body Types with Recipes.* Healing Arts Press, Rochester 1995

Verma, Vinod: *Ayurveda, A Way of Life.* Samuel Weiser, York Beach 1995 (dt. Ausg. u. d. T. *Ayurveda; der Weg des gesunden Lebens.* Scherz/O. W. Barth, Bern, München, Wien 199?)

Anmerkungen

[1] dt. Barry Sears, Bill Lawren: *Das Optimum; die Sears-Diät.* Econ, München 1999

[2] dt. Fritjof Capra: *Wendezeit*; Bausteine für ein neues Weltbild. Scherz, Bern, München, Wien 1983

[3] dt. David Bohm (Hrsg.): *Die verborgene Ordnung des Seins.* Aquamarin, Grafing 1988

[4] dt. Hans Selye: *Stress beherrscht unser Leben.* Heyne, München 1991

[5] Arthur C. Guyton u. John E. Hall: *Textbook of Medical Physiology.* 9. Aufl., W. B. Saunders Company, Philadelphia 1996

[6] Udo Erasmus: *Fats that Heal, Fats that Kill.* Alive Books, Burnaby 1993

[7] David Frawley: *Ayurvedic Healing.* Passage Press, Salt Lake City

[8] zitiert nach: Barry Sears, *Das Optimum.* S. 20/21

[9] dt. Vasant Lad u. David Frawley: *Die Ayurveda-Pflanzenkunde.* Windpferd, Aitrang 1986

Adressen und Bezugsquellen

Der Leserservice des Windpferd-Verlages hält eine aktuelle Liste mit vielen Adressen von **ayurvedischen Zentren, Organisationen, Ausbildungsstätten, Seminarhäusern, Kurkliniken** sowie **Bezugsquellen für ayurvedische Produkte** für Sie bereit. Diese Liste finden sie unter folgender Internet-Adresse: **www.windpferd.com,** und zwar unter dem Menüpunkt **Service-Adressen,** aus dem Sie den Titel dieses Buches wählen.

Sie können diese Liste auch auf dem Postweg erhalten. Senden Sie hierzu bitte einen adressierten und ausreichend frankierten Rückumschlag an folgende Adresse: Windpferd Verlag, Leserservice, Stichwort: *„Das Ayurveda-Ernährungsprogramm"*, Postfach, D–87648 Aitrang. Bitte rufen Sie nicht an, der Leserservice ist nur postalisch erreichbar. Bei Rückfragen auch per Email (service@windpferd.com).

Über den Autor

Colorado Holistic Center
Dr. Dennis Thompson, Chiropraktiker

Die ganzheitliche Diagnose umfasst:
Medizinische und chiropraktische Untersuchung, Bluttest im Labor, Ayurvedische Diagnose, Analyse des Körpertyps.

Leistungen:
Chiropraktische und medizinische Behandlung, Gesundheitsberatung für Frauen, Therapie mit Ergänzungsmitteln (Kräuter, Enzyme, Vitamine, ayurvedische Arzneien), Ayurvedische Behandlung, Umstellung der Lebensweise im Einklang mit dem Körpertyp, Ayurvedische Kuren.

Dr. Dennis Thompson und seine voll ausgebildeten Mitarbeiter erstellen mit Ihnen eine klare klinische Diagnose auf der Grundlage der ayurvedischen und westlichen Medizin. Das Colorado Holistic Center bietet auch ein umfangreiches einwöchiges Gesundheitsprogramm zur Verjüngung an, Pancha Karma genannt. Die moderne Medizin und die traditionelle ganzheitliche Heilkunde werden zu einem fortschrittlichen System aus Diagnose und Therapie verbunden.

Wenn Sie mehr über dieses außergewöhnliche Gesundheitsprogramm wissen möchten, wenden Sie sich bitte an:

The Colorado Holistic Center
Dennis Thompson D. C.
Denver, CO
Tel. (001)-888-682-1600

Ayurvedische Zonen-Ernährung:
Informationen über Seminare, Dienstleistungen, Konsultationen und Produkte erhalten Sie bei: Dr. Dennis Thompson
Chiropraktiker und Ayurveda-Therapeut
E-Mail drtdrt@concentric.net

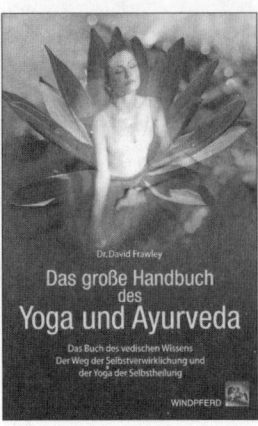

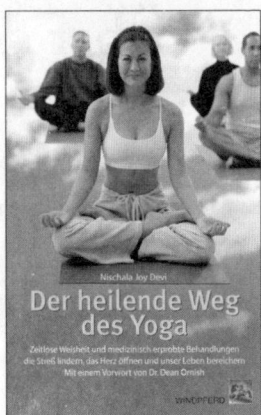

David Frawley

Das große Handbuch des Yoga und Ayurveda

Das Buch des vedischen Wissens. Der Weg der Selbstverwirklichung und der Yoga der Selbstheilung

Yoga und Ayurveda bilden gemeinsam eine starke Kraft, die zu optimaler Gesundheit und höherem Bewußtsein führt. Das große Handbuch des Yoga und Ayurveda enthüllt die geheimnisvollen Kräfte des Körpers, des Atems, der Sinne, des Geistes und der Chakras. Es zeigt, wie man mit richtiger Ernährung, Kräutern, Asanas, Pranayama und Meditation heilen kann. Dies ist das erste umfassende im Westen veröffentlichte Buch über das Zusammenspiel dieser außergewöhnlichen Energien. Yoga wie Ayurveda sind heute die im Westen am häufigsten praktizierten Erkenntnis- und Gesundheitswege. David Frawley genießt sowohl in Indien als auch im Westen ein hohes Ansehen als Kenner der Veden, des Ayurveda, der vedischen Astrologie und des Yoga.

320 Seiten, 3-89385-363-4
www.windpferd.com

Nischala Joy Devi

Der heilende Weg des Yoga

Zeitlose Weisheit und medizinisch bestätigte Behandlungen, die Streß lindern, das Herz öffnen und unser Leben bereichern

Dieses Buch läßt uns an Nischala Joy Devis jahrelanger Erfahrung teilhaben. Sie erklärt, wie Yoga, Visualisierung, Atemübungen und Meditation die Gesundheit stärken, und beschreibt die wichtigsten Yogastellungen. Nischala Joy Devi verbindet zeitlose indische Yogatechniken mit ihren eigenen Erkenntnissen über eine gesunde Lebensweise, um Menschen zu heilen und zu verjüngen – zeigt wie Yogapraxis den täglichen Streß in tägliche Freude transformieren kann: Stress abbauen, Rekonvaleszenz nach Krebs, Herzinfarkt und anderen Krankheiten, Gewichtsabnahme, Tiefenentspannung, verbesserter Allgemeinzustand von Körper, Seele und Geist. Ein Buch, dessen große Kraft uns berühren wird.

248 Seiten · 3-89385-368-5
www.windpferd.com

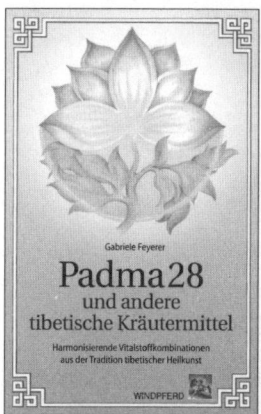

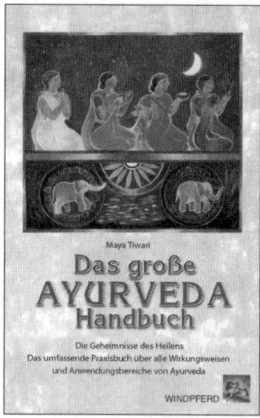

Gabriele Feyerer

Padma 28 und andere tibetische Kräutermittel

Harmonisierende Vitalstoffkombinationen aus der Tradition tibetischer Heilkunst

Padma 28 sind Kräutertabletten nach einer Rezeptur, die aus der tibetischen Medizin stammt, und die seit 40 Jahren in der Schweiz hergestellt werden. Dieses Buch ist besonders hilfreich für jene, die sich schnell und doch umfassend über die Prinzipien der tibetischen Medizin und die Wirkungsweise der natürlichen Kräuterarzneien informieren möchten. Pflanzliche Heilmittel dieser Art repräsentieren einen Aspekt der tibetischen Medizin, der sich hier im Westen besonders leicht anwenden läßt.

Die Rezepturen wurden weltweit medizinischen Studien unterzogen, um die Wirksamkeit nach geltenden Vorstellungen zu dokumentieren. Die Ergebnisse werden in diesem Buch gut verständlich dargestellt, die Anwendungsgebiete beschrieben.

160 Seiten · 3-89385-362-6
www.windpferd.com

Maya Tiwari

Das große Ayurweda Handbuch

Das umfassende Praxisbuch über alle Wirkungsweisen und Anwendungsbereiche von Ayurveda

Mit 528 Seiten eines der umfassendsten Praxisbücher der ayurvedischen Naturmedizin. Das Wissen um die Kunst des Heilens ist in der spirituellen Weisheit des Ayurveda tief verwurzelt. Maya Tiwari hat Ayurveda jahrzehntelang studiert und praktiziert. In ihrem großen Handbuch erfahren wir alles über die ursprüngliche Kraft menschlicher Heilung. Sie führt uns in die uralten Geheimnisse spiritueller Praktiken, Therapien und Heilmittel, Ernährungssysteme und natürlicher Körperrythmen ein, die – richtig angewandt – die notwendigen Erkenntnisprozesse für eine tiefgehende Heilung wachrufen. Dieses Buch ist in seiner Art die wohl umfassendste Darstellung der ursprünglichen Reinigungs- und Verjüngungstherapien, Pancha Karma.

528 Seiten, 3-89385-370-7
www.windpferd.com

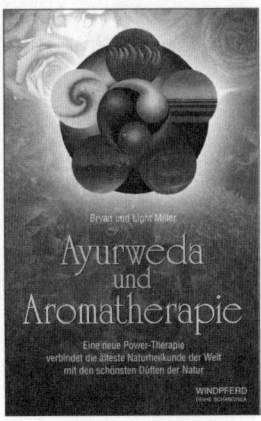

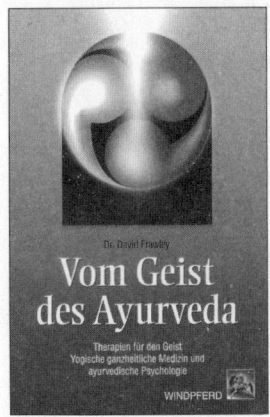

Bryan und Light Miller

Ayurweda und Aromatherapie

- Sonderausgabe -

Eine neue Power-Therapie verbindet die älteste Naturheilkunde der Welt mit den schönsten Düften der Natur

Dieses Buch gibt der Aromatherapie eine neue Dimension. Ätherische Öle lassen sich hiermit nach ganz neuen - ganzheitlichen - Gesichtspunkten anwenden, und zwar nach den Kriterien des Ayurveda, insbesondere der Doshas Kapha, Pitta und Vata. Dieses Buch basiert auf 30jähriger Erfahrung der Autoren mit Ayurveda und Aromatherapie. Es enthält die komplette Grundlage zum Selbststudium, mit Anleitungen zur Diagnose der Konstitutionstypen sowie das Basiswissen der Aromatherapie. Ein in Fachkreisen anerkanntes Nachschlagewerk.

360 Seiten· 3-89385-371-5
www.windpferd.com

Dr. David Frawley

Vom Geist des Ayurveda

Yogische ganzheitliche Medizin und ayurvedische Psychologie

Die letzten Jahre über hat man sich im Westen intensiv mit der ayurvedischen Naturheilkunde und dem dazugehörenden ayurvedischen Kochen beschäftigt – und ist nun bereit, tiefer einzutauchen in das dahinterliegende System vedischer und yogischer Psychologie. Hier öffnen sich neue Tore zum Verständnis.
"Vom Geist des Ayurveda" ist das erste Buch, das speziell die psychologischen Hintergründe dieses großartigen Systems beschreibt. Es zeigt, wie der Geist auf allen Ebenen geheilt werden kann, wobei Ernährung, Sinneseindrücke, Mantren, Meditation, Yoga ... eine wichtige Rolle spielen.
Dr. David Frawley ist eine Kapazität auf dem Gebiet vedischer Wissenschaften und yogischer Spiritualität. Seine Arbeiten umfassen Ayurveda, vedische Astrologie, Yoga, Tantra, Vedanta sowie die Veden.

288 Seiten, 3-89385-304-9
www.windpferd.com

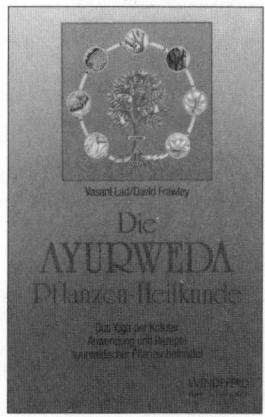

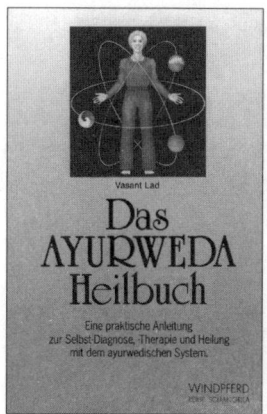

Vasant Lad, David Frawley

Die Ayurweda Pflanzen-Heilkunde

**Das Yoga der Kräuter –
Anwendung und Rezepte ayurwe-
discher Pflanzenheilmittel**

Dieses Buch stellt die ayurwedische
Pflanzenkunde als eine Naturheil-
methode vor. Beim Ayurweda werden
die pflanzeneigenen Energien indivi-
duell den menschlichen "Konstituti-
onen" zugeordnet und entsprechend
angewendet.
Die Ayurveda-Pflanzenheikunde ist
auf praktische Anwendung ausge-
richtet und gibt Diagnoseanleitungen
und Rezepturen mit bei uns heimi-
schen oder gebräuchlichen Pflanzen.
Die Ayurweda Pflanzen-Heilkunde ist
eines der umfassendsten
Handbücher zur ayurwedischen
Kräutertherapie.

320 Seiten · 3-89385-002-3
www.windpferd.com

Vasant Lad

Das Ayurweda Heilbuch

**Eine praktische Anleitung zur
Selbst-Diagnose, -Therapie und
Heilung mit dem ayurwedischen
System**

Dieses Buch gilt seit nahezu 20
Jahren als das Standardwerk der
indischen Naturheilkunde.
Die hier vorgestellten praktischen
Anleitungen zur Selbst-Diagnose, -
Therapie und Heilung beruhen auf
einem Jahrtausende alten System,
auf der "Wissenschaft vom Leben".
Neben den philosophischen
Grundlagen dieses östlichen
Medizinsystems enthält dieses
Heilbuch die wichtigsten Diagnose-
und Bohandlungsmöglichkeiten,
Ernährungshinweise und Ratschläge
zur Lebensführung sowie das Wissen
um die Wiedererlangung und
Erhaltung der Gesundheit. Ein
umfassendes, reich illustriertes
Handbuch der ayurwedischen
Medizin.

192 Seiten · 3-89385-003-1
www.indpferd.com

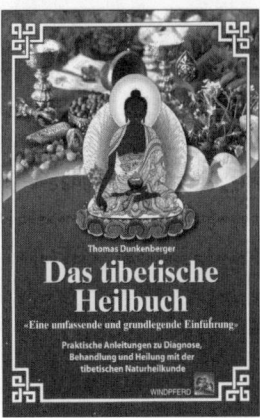

Thomas Dunkenberger

Das tibetische Heilbuch

Eine umfassende und grundlegende Einführung · Praktische Anleitungen zu Diagnose, Behandlung und Heilung mit der tibetischen Naturheilkunde

Leicht zugänglich und praxisorientiert wird für Behandler und Studierende der tibetischen Heilkunde das gesamte Spektrum der Anwendungsmöglichkeiten aufgezeigt, während gleichzeitig der Interessierte Hilfsmittel in die Hand bekommt, im ganzheitlichen Sinne selbst etwas für seine Gesundheit zu tun. Behandelt werden die klassischen tibetischen Diagnoseformen, wozu vor allem die Puls- und Harnuntersuchung gehören; Ratschläge zu Verhaltensweisen und Heilungsansätze über Ernährungsgewohnheiten, sowie als zusätzliche therapeutische Möglichkeiten Ölmassage, Moxibustion, Hydrotherapie, humorale Ausleitungsverfahren und vieles mehr. Auch die berühmten tibetischen Arzneimittel werden ausführlich vorgestellt.

256 Seiten, 3-89385-305-7
www.windpferd.com

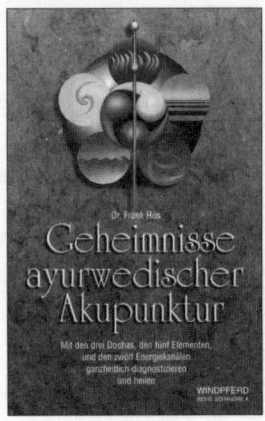

Dr. Frank Ros

Geheimnisse ayurwedischer Akupunktur

Mit den drei Doshas, den fünf Elementen und den zwölf Energiekanälen ganzheitlich diagnostizieren und heilen

Ein leicht verständliches und praktisches Buch, das nicht nur für den Therapeuten bestimmt ist, sondern jedem viele wichtige Anregungen gibt, der sich selbst im Rahmen einer ganzheitlichen Lebensführung bewußt mit Gesundheit auseinandersetzt. Die vorgestellten Methoden sind sehr anschaulich anhand vieler Zeichnungen illustriert. Besonders die Darstellung der drei Doshas, fünf Elemente und der zwölf Bio-Energie-Kanäle sowie die Einführung in den ayurwedischen Biorhythmus sind für alle an neuartigen Erkenntnissen über Heilsysteme Interessierte von großer Bedeutung.

224 Seiten · 3-89385-140-2
www.windpferd.com

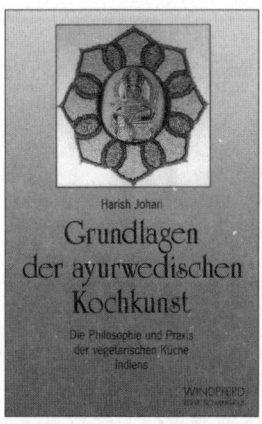

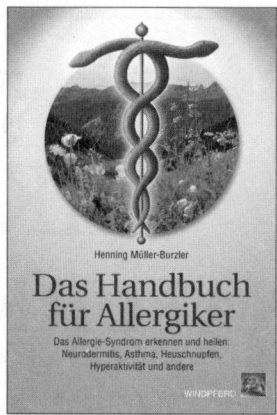

Harish Johari

Grundlagen der ayurwedischen Kochkunst

Die Philosophie und Praxis der vegetarischen Küche Indiens

Die ayurwedische Kochkunst ist eine Kochkunst ganz besonderer Art. Der Geschmackssinn und sein Einfluß auf das Temperament spielen eine bedeutende Rolle. Über den Gaumengenuß hinaus bietet sie hervorragende Möglichkeiten, das innere Gleichgewicht, die Ausgewogenheit von Körper, Seele und Geist zu erreichen oder zu erhalten.
Die Ursprünge der ayurwedischen Küche liegen in der ayurwedischen Heilkunst. Die nach überlieferten Rezepten zubereiteten Gerichte verbinden Nützliches und Angenehmes – sie schmecken und heilen.

176 Seiten · 3-89385-026-0
www.winpferd.com

Henning Müller-Burzler

Das Handbuch für Allergiker

Das Allergie-Syndrom erkennen und heilen

Dieser umfassende Ratgeber gibt viele praktische Tips und Empfehlungen, mit denen Allergien und die damit verbundenen Erkrankungen erfolgreich und nachhaltig geheilt werden können.Da die meisten Allergien umweltbedingte Ursachen haben, ist eine dauerhafte Heilung nur dann möglich, wenn der Körper von den Umweltgiften befreit und das Immunsystem gestärkt wird. Neben einem 10-Punkte-Ernährungsprogramm für Allergiker und vielen naturheilkundlichen Therapieratschlägen wird in diesem Buch erstmalig die von Henning Müller-Burzler, Heilpraktiker und Allergiespezialist, entwickelte Vitamin-Entgiftung vorgestellt. Dabei handelt es sich um eine Kombination von fünf natürlichen Vitaminen, die den ganzen Körper von allen chemischen Umweltgiften, Medikamenten, Schwermetallen und Stoffwechselschlacken entgiften kann.

192 Seiten · ISBN 3-89385-335-9
www.windpferd.com

LAKSHMI
NATURKOSMETIK

*Ganzheitliche Schönheitspflege
nach den Prinzipien
des Ayurveda*

rein pflanzlich,
tierversuchsfrei,
rein natürliche Düfte,
hochwirksam,
auch bei
empfindlicher Haut

Info und Bezugsquellen:
LAKSHMI, Deutscher Vertrieb, Klosterhof, 41844 Wegberg
Tel.02436-2381, Fax 02436-2474
www.Lakshmi-Kosmetik.de

Ayurveda-Schulungen für Kosmetikerinnen

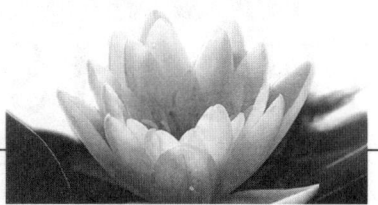
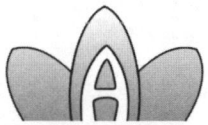

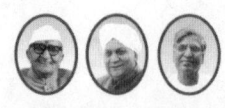

MAHARISHI AYUR-VEDA

Gesundheit und Schönheit durch zeitloses Wissen

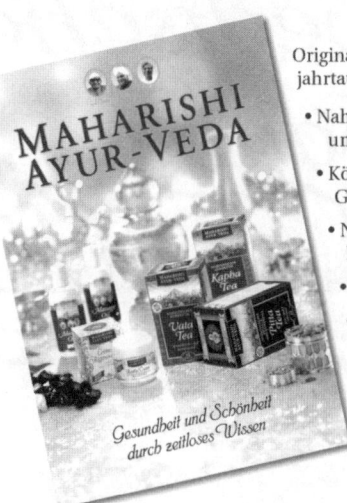

Original ayurvedische Produkte nach jahrtausendealter Tradition

- Nahrungsergänzungen für Körper und Geist in großer Auswahl
- Köstliche Gewürztees und Getränke
- Naturkosmetik und Körperpflege
- Bezaubernde Aromaöle
- Extra im Katalog: Die Grundlagen des Ayur-Veda sowie praktische ayurvedische Tipps für den Alltag

Fordern Sie einen Gratis-Katalog an!

DEUTSCHLAND	**SCHWEIZ**	**ÖSTERREICH**
MTC	Ayur-Veda AG	Maharishi Ayurveda
Postfach 1126-B	Waldhaus	4910 Ried i.I./OÖ.
41845 Wassenberg	6377 Seelisberg	Bahnhofstrasse 19
Tel.: 02432-24 94	Tel.: 041-820 55 44	Tel: 07752-88110
Fax: 02432-93 94 92	Fax: 041-820 51 23	Fax: 07752-866224
eMail: mtc@ayurveda.nl	eMail: info@veda.ch	eMail: mahagan@magnet.at
Internet: www.ayurveda.nl	Internet: www.veda.ch	